DE

L'ORIGINE DES HERNIES

ET

DE QUELQUES AFFECTIONS DE LA MATRICE.

Mémoires publiés par le même auteur.

De l'extirpation des loupes enkystées, par le caustique de Vienne sans perte de substance, presque sans douleur, et ordinairement sans interrompre les occupations du malade.

Mémoire discuté à la Société de médecine pratique de Paris.

Recherches sur les fractures de côtes et nouveau procédé pour réduire les cas obscurs ou difficiles.

Nouveau signe presque infaillible pour reconnaître les fractures du col du fémur dans les cas douteux.

Ces deux Mémoires ont été discutés à la Société de chirurgie de Paris.

Lettre sur le cancer du poumon, adressée à l'Académie royale de médecine, par les docteurs LEGRAND et LIONET.

Recherches (par le docteur LIONET) **sur la présence de l'air dans les veines**, en dehors des opérations chirurgicales, publiées *avec des annotations* par M. MALGAIGNE.

De nouveaux faits qui confirment cette singularité seront publiés incessamment.

Pour être publié successivement sous forme de mémoires.

Des mouchetures dans les cas d'anasarque. — Manière de les pratiquer et de les entretenir. — Observation intéressante.

Du traitement de la fièvre typhoïde et de quelques affections fébriles avant qu'elles soient caractérisées par un désordre local appréciable.

Essai sur la localisation de l'hystérie, d'après des faits d'anatomie pathologique.

De l'emploi de l'ammoniaque à l'état gazeux, dans les affections des voies aériennes et spécialement dans les bronchites, l'asthme, la coqueluche et le croup.

Deux paquets cachetés, contenant les principaux points de ces deux derniers Mémoires, sont déposés à l'Institut.

Considérations pratiques sur quelques faits nouveaux en médecine légale.

Moyens de faciliter le cathétérisme dans les cas difficiles.

Des causes de la rigidité du périnée dans les accouchements, spécialement chez les primipares, et manière de la prévenir et de la combattre.

De l'usage des mercuriaux dans les maladies chroniques de la peau, lorsqu'elles ont résisté aux traitements ordinaires.

Corbeil, imp. de CRÉTÉ.

DE L'ORIGINE
DES HERNIES

ET

DE QUELQUES AFFECTIONS DE LA MATRICE.

MOYENS DE PRÉVENIR ET DE COMBATTRE CES INFIRMITÉS

Par l'éloignement des causes et l'application de nouveaux procédés mécaniques ;

AVEC UNE PLANCHE EXPLICATIVE DU TEXTE,

PAR

Par P.-E. LIONET, de Corbeil,

DOCTEUR EN MÉDECINE DE LA FACULTÉ DE PARIS,
MEMBRE CORRESPONDANT DE LA SOCIÉTÉ DE CHIRURGIE, MÉDECIN DE LA PRISON DE CORBEIL,
ET DE PLUSIEURS ÉTABLISSEMENTS PUBLICS, SECRÉTAIRE DES RÉUNIONS
MÉDICALES DE L'ARRONDISSEMENT.

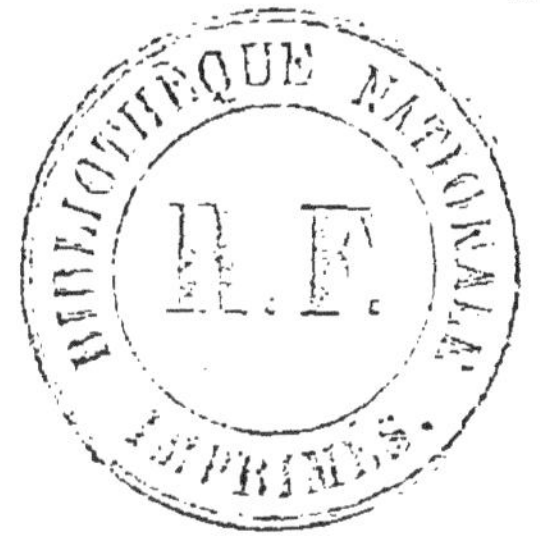

L'étude des causes des hernies a une grande importance, non-seulement elle fait connaître le mécanisme de leur formation, mais aussi elle conduit à la connaissance des moyens propres à les détruire et à prévenir leur retour.

BOYER.

PARIS.

VICTOR MASSON,

LIBRAIRE DES SOCIÉTÉS SAVANTES PRÈS LE MINISTÈRE DE L'INSTRUCTION PUBLIQUE,

Place de l'École-de-Médecine, 1.

1847

PRÉFACE.

Frappé du vague qui règne dans la science, sur les causes des hernies et de l'insuffisance actuelle de leur traitement, j'ai cherché à m'expliquer le silence des auteurs anciens sur ces affections et leur extrême rareté chez les grands mammifères. Rapprochant de ces deux considérations, leur fréquence actuelle en Europe et leur existence presque exceptionnelle chez les Orientaux et chez les Sauvages, j'ai cru trouver la solution du problème dans les habitudes de notre époque et dans celles du moyen âge. Cette opinion se trouve confirmée par le nombre toujours croissant de certaines maladies de la matrice, moins communes autrefois, presque inconnues encore aujourd'hui dans certains pays et dont les animaux paraissent exempts.

C'est à la pression des vêtements sur les parties du corps qui ont le plus besoin de liberté, qu'il me semble rationnel d'attribuer la majeure partie des affections qui font l'objet de ce travail ; l'obstacle qu'ils forment autour de l'ovoïde que représentent les cavités thoraciques et abdominales réunies, s'oppose à la dilatation régulière totale ou partielle de chacune de ces cavités, pendant certaines fonctions, et ces mêmes fonctions qui ne doivent pas être nuisibles quand elles s'exécutent librement, peuvent alors devenir cause des hernies.

Cette théorie admise et démontrée, j'ai conçu l'espérance de combattre avec succès les hernies et les affections de la matrice par des moyens moins dangereux que les procédés chirurgicaux et plus efficaces que les bandages ordinaires, en détournant les causes qui les produisent, et en appliquant des appareils spéciaux à chacune de ces variétés d'affections.

Le besoin du sujet réclamait naturellement la division de ce travail en deux parties : l'une théorique consacrée à l'étude des causes des hernies et des affections de la matrice; et l'autre essentiellement pratique qui a pour but leur guérison. Je l'ai restreint à ces étroites limites, parce que m'adressant surtout aux médecins avec le désir d'appeler leur attention sur cette nouvelle manière d'envisager l'origine et le traitement de ces affections, j'ai voulu laisser au lecteur instruit le soin d'en tirer les corollaires, sans le fatiguer de détails inutiles; heureux si, comptant sur son attention et dans le but de ménager ses instants, je n'ai pas mérité le reproche du poëte latin :

. . . . . Brevis esse laboro,
Obscurus fio. . . . . . .

Fig. 1. Buste représentant les Viscères de la Poitrine et de l'Abdomen dans l'état normal. (A appareil respiratoire, B centre de la circulation, C Estomac, D. Foie. E Gros Intestin, F Intestins grêle.)

2 Buste représentant les mêmes Viscères comprimés par une Ceinture.

Esquisse de Buste représentant les contours extérieurs chez la Femme.

Esquisse représentant le même buste comprimé sur la Cavité abdominale par les Corsets ou des Ceintures.

Appareils destinés à contenir les hernies.

1ère Série.

Fig. 1. A. Bandage Inguinal portant à son extrémité libre un trou et une petite pointe destinés à changer la Pelote. B. Pelote sur laquelle s'observe une croix et trois petits trous destinés à son articulation avec le ressort. C. même pelote destinée à prolonger la pression sur le Pubis.

2 Le même bandage articulé.

et 4. même bandage que le précédent, excepté que le ressort porte 5 trous destinés à alonger ou raccourcir le bandage, à élever ou abaisser la Pelote. Il a une Mortaise oblongue au lieu d'une ouverture ronde, et les 5 petits trous sont derrière elle Fig 4 ou devant Fig 3. c'est la Pelote qui porte la pointe destinée à s'y fixer.

5. Autre mécanisme destiné à alonger le ressort à volonté

6. Bandage Crural; le ressort est le même que les précédens excepté qu'il est plus court et un peu plus contourné en dedans.

7. Ressort de la Pelote Crurale, le ressort de la pelote peut aussi porter le petit picot et les trous se trouvent alors au ressort principal.

8. Pelote crurale avec son ressort.

9. Même bandage avec une pelote creuse destinée à faire le taxis continu ou à contenir les hernies crurales irréductibles.

2ème Série.

Fig 1. Bandage Inguinal (à Ressort antérieur)

2 Même bandage double

3. Bandage Ombilical et pour les hernies de la ligne blanche.

4. Bandage Ombilical pour Enfans

5 Bandage Crural (à Ressort antérieur)

6 Ceinture au moyen de laquelle on peut faire un bandage Inguinal en y adaptant un Mouchoir ou deux cordes, et une pelote.

3ème Série.

Fig 1. Ceinture Hypogastrique destinée à soutenir la totalité du bas ventre jusques dans les fosses iliaques.

2. Appareil compresseur du périnée contre la chute de la matrice et du rectum

3. même appareil disposé comme s'il était appliqué

Ces appareils se trouvent à Paris, Boulev. St Martin, 7 à la Fabrique de Mrs Mouteconzt et Fradel, et à Corbeil chez l'Auteur.

Fig. 2 Fig. 1 Fig. 4 Fig. 3

1ère Serie

F. 9 F. 4 F. 1 F. 2 F. 6 F. 3 F. 5 F. 1

2ème Serie

F. 2 F. 1 F. 3 F. 5 F. 4 F. 6

3ème Serie

F. 1 F. 2 F. 3

ORIGINE

DES HERNIES

ET DE QUELQUES AFFECTIONS DE LA MATRICE.

Considérations théoriques basées sur l'anatomie et la physiologie humaine, la physiologie comparée, l'histoire et l'analogie.

RÉSUMÉ HISTORIQUE DES HERNIES.

On ne saurait préciser d'une manière absolue si les hernies sont des accidents naturels qui ont de tout temps affligé l'espèce humaine, ou si elles ne sont qu'une des nombreuses infirmités dont elle est redevable à la civilisation. Les documents de l'antiquité en font à peine mention ; un seul passage d'Hippocrate, encore est-il bien vague, prouve à peine qu'elles ne lui étaient pas inconnues ; et ce n'est qu'à Celse, qui vivait au premier siècle de notre ère, que nous devons ce qui nous reste de l'opinion des anciens sur cette maladie ; ses citations sembleraient faire croire que la hernie ombilicale fixa la première leur attention, ce qui aurait d'autant plus de vraisemblance que cette variété ayant, la plupart du temps, la grossesse pour cause, dut s'observer dès l'origine du monde. Cet auteur parle à plusieurs reprises, assez longuement, de la hernie inguinale, qu'on ne distinguait pas alors de la crurale; il indique les procédés opératoires auxquels on la soumettait de son temps et dans l'école grecque, il décrit même jusqu'à la ceinture munie d'une pelote qui servait à la contenir. Mais le savant encyclopédiste romain n'eut pas d'imitateurs : à part quelques traits de lumière qui jaillirent de loin en loin, dans les siècles suivants, pour disparaître avec leurs auteurs, sans laisser de traces et sans opérer de réforme, le règne de l'empirisme, qui envahit le moyen âge, déborda les sciences et les arts, et les pratiques superstitieuses, les topiques, les emplâtres amusèrent successivement la crédulité d'une partie des hernieux, pendant que l'autre moitié devint victime d'autres procédés exagérés en sens contraire, comme la cautérisation, la ligature, la castration même. Ces méthodes extrêmes, absurdes ou dangereuses, ne furent ébranlées qu'aux seizième et dix-septième siècles, par quelques chirurgiens qui eurent le courage de les blâmer malgré l'autorité puissante de quelques-uns de leurs défenseurs, et, vers le commencement du dix-septième siècle, la doctrine des hernies prit enfin une forme scientifique.

C'est surtout du douzième au quinzième siècle que l'on fit un usage abusif des opérations ; elles étaient pratiquées par des empiriques ambulants, parmi lesquels les habitants de Norcia, en Italie, avaient acquis une réputation toute spéciale; on prétend même, à la honte de notre époque, que l'Europe n'en est pas encore entièrement délivrée; mais ce qui est moins contestable, c'est que, au milieu du dix-huitième siècle, au rapport de Dionis, « Louis XIV préparait encore lui-même le remède insignifiant du prieur de Cabrière, dont il avait obtenu le secret, pour le distribuer à ses sujets herniés. »

L'étude des hernies a, comme les autres branches de la chirurgie, profité des lumières de l'anatomie qui a fait justice de tant d'erreurs trop longtemps accréditées; les nombreux travaux publiés de nos jours sur leur siége, leurs variétés, le taxis, la nature de l'étranglement et les opérations qu'il nécessite, si bien résumés dans les savantes leçons de M. Malgaigne et dans la plupart des traités de chirurgie, ne laissent presque rien à désirer : aussi, acceptant la science comme à peu près complète sur ces diverses questions de pratique chirurgicale, qui doivent être familières aux médecins, nous avons spécialement dirigé nos efforts vers la recherche des causes de ces infirmités et l'application des moyens les plus rationnels de guérir radicalement les unes et de prévenir les accidents et les incommodités des autres.

DE L'ÉTIOLOGIE DES HERNIES.

Tous les auteurs ont divisé les causes des hernies en prédisposantes et en occasionnelles.

Les premières distendent ou affaiblissent les parois du ventre, comme la grossesse, la tympanite, l'ascite, les tumeurs de l'abdomen, certaines opérations, les lésions traumatiques, l'embonpoint suivi d'amaigrissement, l'hérédité, etc.

Les secondes favorisent peu à peu ou déterminent brusquement la sortie des viscères en agissant sur eux ou sur la cavité qui les renferme, comme l'action de crier, chanter, tousser, éternuer, vomir, de jouer de certains instruments à vent, le ténesme vésical, la constipation, les sauts, les chutes d'un lieu élevé, l'équitation, les courses prolongées, tous les efforts pour exécuter des travaux pénibles, comme pousser, traîner, soulever ou porter des fardeaux, toutes les secousses et toutes les violences inattendues qui tendent à déformer la cavité et à déplacer les viscères.

On peut en effet rapporter un certain nombre de hernies aux circonstances que nous venons de résumer; et si elles n'en sont pas une cause immédiate, leur coïncidence avec l'accident est au moins ce qui frappe le plus. Mais si l'on réfléchit à la fréquence de cette infirmité chez les enfants au berceau, qui n'ont encore subi l'influence d'aucune de ces causes, et dans les classes de la société ordinairement peu exposées aux violences corporelles, il paraîtra évident que les auteurs, préoccupés de la médecine opératoire, ont énuméré ces causes sur la foi de leurs devanciers, sans approfondir suffisamment leur degré d'importance ou sans expliquer leur mode d'action.

On ne saurait trop applaudir aux efforts des savants chirurgiens qui ont aplani les difficultés de l'opération de la hernie, si délicate et si dangereuse quand elle tombe entre des mains inhabiles. Mais n'y aurait-il pas aussi quelque mérite à l'éviter? Ces affections sont un danger de tous les instants pour ceux qui en sont atteints, et elles ne réclament pas le tranchant une fois sur cinquante; ce serait certainement remplir une lacune dans la science et rendre un grand service à l'humanité, que d'arriver au moyen de les prévenir souvent, de les guérir quelquefois, par l'éloignement des causes qui les ont produites et l'intervention de procédés mécaniques mieux appliqués. La condition la plus importante à remplir pour arriver à cet heureux résultat est sans contredit la connaissance de leur véritable origine.

La mobilité des viscères abdominaux, les changements de forme et de volume qu'ils subissent pendant les diverses fonctions diffèrent généralement peu chez chaque individu; les impulsions qu'ils reçoivent du diaphragme et des muscles abdominaux pendant les fonctions, les exercices, les maladies ou les accidents que nous venons d'indiquer, se renouvellent chaque jour, à chaque instant, et malgré la presque fluidité des intestins grêles et de l'épiploon, comparable à un liquide, et auxquels, suivant le professeur Gerdy, les lois de l'hydrodynamie sont applicables, les hernies sont encore heureusement l'exception et non la règle.

Quelles conditions particulières présentent donc certains sujets pour en être atteints, lorsque le plus grand nombre en est exempt? quelle est la cause des hernies des nouveau-nés, de leur fréquence plus ou moins grande suivant l'âge et le sexe? Pourquoi certains individus faibles n'en sont-ils pas atteints, quoique exerçant des métiers pénibles, quoique se livrant à des efforts continus, tandis qu'elles se déclarent chez d'autres plus vigoureux, au milieu même de l'existence la plus calme? A quelle époque de la vie ces infirmités se développent-elles le plus fréquemment chez les adultes? Pourquoi tant de femmes oisives ou sédentaires, de toutes les conditions, sont-elles affectées surtout de hernies crurales et ombilicales, d'écartements de la ligne blanche et de déplacements de la matrice?

Ce sont autant de questions trop négligées jusqu'à ce jour, sur lesquelles nous espérons jeter quelque lumière, par une étude plus approfondie des prédispositions et une appréciation plus juste de l'influence des agents extérieurs.

CAUSES PRÉDISPOSANTES.

Si l'on examine successivement, d'après leur mode d'action, les causes prédisposantes telles que nous venons de les indiquer, on est forcé de convenir que la tympanite, l'ascite, les tumeurs abdominales qui agissent de la même manière, c'est-à-dire en dilatant les parois du ventre aux dépens de leur épaisseur et de leur solidité, sont infiniment plus rares que les hernies; et si elles en sont suivies quelquefois, l'expérience prouve qu'elles n'en sont pas une cause nécessaire, parce que beaucoup d'individus guérissent de ces rares maladies sans contracter de hernies.

Les opérations pratiquées sur le ventre ne font naître qu'une prédisposition locale assez rare, qui constitue d'ailleurs une variété spéciale de hernie ordinairement étrangère aux ouvertures naturelles; on peut en dire autant des lésions traumatiques qui trouveront mieux leur place parmi les causes accidentelles.

L'embonpoint suivi de l'amaigrissement ne peut y prédisposer que par la diminution du volume des intestins, ou la résorption de quelque peloton graisseux qui oblitérait les anneaux: pour cela il faut supposer une hernie antérieure ou une prédisposition manifeste; car les ouvertures ne peuvent pas se dilater pendant le repos au lit, elles tendraient plutôt à se rétrécir comme l'ont fait remarquer plusieurs auteurs, entre autres Ledran et Arnaud, qui citent des guérisons de hernies énormes par l'amaigrissement à la suite de maladies graves. Tous les chirurgiens savent que Ravin a fait du repos la base d'une méthode particulière déjà tentée avant lui : or l'amaigrissement est la conséquence habituelle du repos prolongé ; ce n'est donc qu'avec la distinction que nous venons d'établir que l'on peut considérer l'amaigrissement comme cause de hernie ; dans la majorité des cas il doit favoriser la rétraction du sac, et loin de prédisposer à cette maladie, c'est un moyen de la guérir, si le malade est tenu dans des conditions convenables.

L'hérédité est malheureusement trop fréquente dans les affections qui proviennent d'un vice de constitution, d'une altération appréciable ou non des éléments de l'organisme ou de quelque appareil important ; mais quand la lésion ne s'étend qu'à des parties étrangères aux grandes fonctions, en quelque sorte indifférentes à la vie générale, comme la forme et l'étendue des orifices abdominaux, il est permis de douter de son influence, parce que ces modifications sont presque toujours accidentelles.

L'enfant hérite aussi souvent de la constitution de ses aïeux que de celle de ses père et mère ; et il a en sa faveur la probabilité d'hériter de la constitution de ceux qui n'ont pas de hernie.

En supposant l'hérédité probable, il faudrait encore éliminer les cas où la maladie serait accidentelle ou postérieure à la naissance de l'enfant; il faudrait tenir compte de l'incompatibilité héréditaire pour quelques variétés. La mère qui est affectée d'une hernie de la ligne blanche ou d'une hernie crurale, survenue au milieu de ses grossesses, ne transmettra pas cette prédisposition à ses fils, le père ne transmettra pas à ses filles sa prédisposition aux hernies inguinales, puisque les dispositions anatomiques et les fonctions sont différentes chez les deux sexes.

M. Fauconneau-Dufrène établissait, dans une publication récente, que les enfants naissent plus faibles de l'union de deux sujets jeunes que de parents d'un âge mûr; c'est surtout l'influence du père qui paraît dominer, tant chez l'homme que chez les animaux: ainsi l'union d'un père trop jeune avec une mère plus âgée que lui, donne un produit moins vigoureux que l'union d'un père âgé avec une mère plus jeune; en d'autres termes, pour rendre cette idée par un exemple : Les enfants issus d'un homme de 50 ans et d'une femme jeune sont généralement plus robustes et mieux constitués que ceux qui naissent de père et mère jeunes tous deux, ils sont par conséquent moins exposés aux affections héréditaires que la faiblesse d'organisation laisse développer.

Une foule de considérations de cette nature, pour la plupart difficiles à saisir, jointes à l'influence des causes permanentes communes à tout le monde, venant des mêmes professions, des mêmes habitudes, nous permettent de considérer l'hérédité des hernies comme douteuse, et les recherches statistiques viennent à l'appui de cette opinion.

Sur 37 personnes qui ont pu donner des renseignements sur ce point, à MM. Manec et Nivet, 10 seulement ont affirmé que leurs parents avaient été atteints de hernies : cinq fois c'était le père, trois fois la mère, deux fois le grand-père. Ce résultat ne confirme qu'un fait connu, savoir : que l'homme est plus sujet aux hernies que la femme, puisqu'ici, sur 10 cas, il y en a 7 pour le sexe masculin ; mais ces 37 individus ayant à répondre sur les antécédents de leurs parents et grands-parents, ce qui fait 37 multipliés par 4, c'est-à-dire 148, parmi lesquels on ne compte que 10 hernieux, on ne peut tirer aucune conséquence : 1 hernieux, sur 15 individus environ, est une proportion inférieure à celle qu'indiquent les auteurs pour la France et l'Angleterre, où elle est aujourd'hui au moins de 1 sur 8 ou 10 chez l'homme ; il en est de même et à plus forte raison pour l'Espagne et l'Italie, où, d'après Juville, cette infirmité serait encore plus commune. Quand on aura déduit les hernies produites par les causes accidentelles, les cas imputés à l'hérédité seront fort restreints, et les familles auraient tort de concevoir des scrupules exagérés, en présence d'un projet d'alliance, sur les suites d'une infirmité qui ne s'avoue guère, et dont le danger n'existe réellement que pour celui qui en est affecté; si plus tard les enfants viennent à en être atteints, il y aura plus de raison de l'attribuer à d'autres causes qu'à l'hérédité, à moins toutefois que le père ou l'aïeul ne soient l'un ou l'autre venus au monde avec des dispositions anatomiques particulières, qui sortent de la loi commune, et que les enfants n'aient le malheur d'avoir la même conformation.

Nous ne prétendons pas rejeter sans réserve l'influence des diverses causes que nous venons de passer en revue; il est certain que l'hydropisie et les tumeurs abdominales sont fréquemment accompagnées de hernies, et que l'enfant en est quelquefois affecté en naissant, mais nous insistons pour faire remarquer, que la rareté de ces causes, comparée à la fréquence de la maladie qu'on leur attribue, détruit tout rapport de cause à effet. La plupart des causes morbides, dites prédisposantes par les auteurs, manquent si souvent, dans le nombre prodigieux des hernies, que leur influence doit être considérée comme exceptionnelle. Il faut toutefois en excepter la grossesse, qui est une prédisposition incontestable. C'est habituellement à sa suite que la femme voit se développer la plupart des hernies ombilicales, celles de la ligne blanche et la hernie crurale, si rare avant cette fonction, que M. Malgaigne dit ne l'avoir observée qu'une fois. Cependant, malgré cette cause qui agit comme les tumeurs abdominales, en refoulant les viscères et en affaiblissant les parois, les femmes sont encore moins sujettes que les hommes aux hernies abdominales. De plus, dans la majorité des cas, les hernies surviennent sans prédisposition connue, d'où nous concluons que les causes que nous venons d'analyser n'ont qu'une influence rare et souvent contestable, sur la production des hernies. Mais il existe quelques autres prédispositions qui n'ont pas suffisamment fixé l'attention des auteurs : essayons de les apprécier.

PRÉDISPOSITIONS QUI RÉSULTENT DE L'ÉTAT DES OUVERTURES NATURELLES DE L'ABDOMEN AU PREMIER AGE.

Les orifices des parois abdominales se trouvent, après les fonctions qu'ils ont dû remplir, dans des conditions plus ou moins favorables au développement des hernies.

Toute communication étant interrompue entre la mère et l'enfant, la cicatrisation du nombril doit oblitérer l'anneau, de manière à ce que la paroi qui lui correspond à l'intérieur de la cavité abdominale présente une surface unie; si par une cause quelconque, il reste là une dépression, c'est le premier degré d'une hernie que le moindre accident fera déclarer plus tard; or, la cicatrisation est d'autant plus difficile et plus lente que le cordon est plus volumineux et l'anneau plus large. Quand cette condition existe, le nombril représente à l'intérieur une espèce d'orifice infundibuliforme que les auteurs ont appelé sac muqueux, qui se resserre du 12e au 30e jour, quelquefois plus tard, quand le cordon est gras; et la cicatrice définitive n'a lieu que vers le 40e jour, époque où la hernie ombilicale commence à fixer l'attention des mères.

La persistance de ce sac, plus fréquente avec les cordons gras et volumineux, constitue une véritable prédisposition, cet état du cordon indique en outre, d'une manière presque certaine, que l'anneau fibreux est d'une largeur anormale, et il est facile d'en juger par l'exploration avec le bout du doigt. Cette prédisposition est très-utile à connaître, car s'il survient une hernie ombilicale chez un nouveau-né, on ne manque jamais, dans le monde, d'accuser la personne qui a donné les premiers soins d'avoir *lié le nombril trop long*, ce qui est une erreur et une injustice.

Le canal inguinal doit livrer passage au testicule qui le parcourt plus ou moins lentement, vers la fin de la vie intra-utérine, souvent peu de temps après la naissance, quelquefois beaucoup plus tard; il reste occupé par le cordon qui fait communiquer cet organe sécréteur avec la cavité abdominale; puis la gaîne membraneuse qu'il a entraînée avec lui se resserre sur le cordon de manière à oblitérer le canal jusqu'à son orifice interne; si ce travail réparateur n'est pas complet, l'ouverture froncée qui indique les traces de cet orifice se laisse facilement déprimer par quelque circonvolution d'intestins, et la prédisposition à la hernie inguinale est marquée pour toujours.

Le retour de ces parties molles sur elles-mêmes peut être empêché par la présence de quelque liquide, ou plus ou moins retardé suivant certaines circonstances quelquefois appréciables : ainsi les testicules volumineux sont l'indice d'un canal large naturellement, ou accidentellement dilaté.

Le volume du scrotum indique souvent, chez le nouveau-né, que cette enveloppe a été distendue antérieurement par une accumulation de liquide qui a pu s'opposer au travail adhésif de la séreuse sur le cordon ; il en est de même à plus forte raison de son état œdémateux actuel et de l'hydrocèle congéniale : ce sont autant de conditions prédisposantes incontestables de la hernie inguinale chez l'enfant qui n'a pas encore subi l'influence des agents extérieurs. Il est utile de les signaler, parce qu'à cet âge on peut prévenir la hernie ou la combattre avec plus de succès qu'à un âge plus avancé et rendre son retour moins probable pour l'avenir.

La hernie congénitale, prise dans toute l'acception du mot, peut être attribuée primitivement à l'existence préalable d'un liquide dans la tunique vaginale ou à la distension de l'anneau, et la contraction de l'utérus a pu contribuer à son développement avant ou pendant l'accouchement ; mais nous croyons devoir faire observer que si le cas est possible, il est fort rare : sur les naissances assez nombreuses auxquelles nous avons assisté depuis dix-sept ans, dans la pratique ou dans les hôpitaux, nous n'avons pas rencontré une seule hernie chez les enfants d'un ou deux jours ; toutes les fois, au contraire, que notre attention a été appelée sur le volume du scrotum, par les parents, nous avons reconnu que cet état d'empâtement, quelquefois œdémateux, est presque constant chez les nouveau-nés, et qu'il résulte de l'obstacle apporté à la circulation par le rapprochement des cuisses, les bourses étant pendantes en arrière. C'est rarement avant le huitième ou le quinzième jour que l'on constate la hernie dite congéniale, il est juste par conséquent de tenir compte du délai qui la précède et de faire la part des causes occasionnelles dont nous parlerons incessamment, de reconnaître qu'il n'y a réellement de congénial que la prédisposition, c'est-à-dire l'état béant du canal, et que c'est à son apparition rapprochée de la naissance que cette variété a emprunté son nom.

Cette disposition dont le canal inguinal est le siége, peut ne pas disparaître complétement. La membrane séreuse qui enveloppe alors le cordon, peut se trouver plus tard entraînée par le poids des testicules, de manière à former dans l'anneau abdominal une espèce de dépression infundibuliforme. Cette dépression se forme aux dépens de l'espèce de diaphragme membraneux qui doit remplir l'anneau abdominal, et l'on comprend dès lors que plus l'anneau est large, plus les parties membraneuses qui le ferment sont dépressibles et plus elles sont susceptibles d'être entraînées dans le canal par le tiraillement du cordon, et d'y être refoulées par la pression des intestins. C'est dans ce sens qu'il faut attribuer quelque influence, comme prédisposition aux hernies, à la largeur de l'anneau, au volume du testicule et par suite à son poids, quand il est mal soutenu par les bourses.

Voici comment cette explication nous a été suggérée : consulté par un journalier qui était affecté d'une hernie crurale de chaque côté, nous fûmes étonné du petit volume des testicules et de la fermeté des bourses; cherchant à nous rendre compte de cette double hernie, si rare chez l'homme, la possibilité d'un rapport de dimension entre le diamètre de l'anneau et le volume des testicules nous vint à l'idée, et il nous fut facile alors d'expliquer comment cet homme, dont le canal inguinal ressemblait à celui de la femme, devait être moins exposé à cette sorte de hernie, car l'anneau fibreux qui garde l'orifice abdominal étant très-étroit, donne à cette région une solidité plus grande que celle des autres parties. Cette remarque a été confirmée dans presque tous les cas de hernie crurale, que nous avons observés au bureau central des hôpitaux; la disposition contraire s'observe, non pas toujours, mais beaucoup plus souvent avec la hernie inguinale oblique; nous attachons du reste fort peu d'importance à ce rapprochement, parce qu'il peut n'être qu'une coïncidence ou un effet du hasard, et que les agents extérieurs peuvent, selon leur nature et leur direction, modifier diversement l'économie. Il y a, en ce moment, à la prison de Corbeil, un détenu dont les testicules sont comme ceux d'un enfant, et qui n'en est pas moins affligé de deux énormes hernies : cet accident lui est arrivé à 30 ans en levant des sacs. On rencontre aussi, quelquefois, cette infirmité chez les nouveau-nés, qui ont l'appareil génital presque rudimentaire, et ce sont le plus souvent des hernies doubles ; il nous est arrivé plusieurs fois, dans ce cas, de constater que c'était une hérédité de conformation comme nous l'avons admise plus haut.

Il est très-important de fixer son attention sur les cas de cette nature quand on a lieu d'en craindre les suites, car la hernie n'apparaît souvent que plusieurs semaines après la naissance, et un médecin attentif pourrait la prévenir.

Les dimensions du canal inguinal et le volume des testicules sont sans influence sur les hernies directes, et il doit en être ainsi, car les hernies directes ne suivent pas le canal inguinal, elles ne s'échappent que par une ouverture accidentelle à travers les parois ; elles ne proviennent d'aucune des prédispositions organiques que nous venons de développer, si ce n'est, peut-être, dans quelques cas bien rares, d'une faiblesse naturelle qui n'est expliquée par aucune altération appréciable.

C'est à ce que nous venons de dire plus haut de l'ombilic et du canal inguinal, qu'il faut rapporter la prédisposition de l'enfant aux hernies, car si elles étaient la conséquence d'une faiblesse constitutionnelle, on observerait quelquefois aussi chez eux, les hernies directes et crurales ; or, elles n'existent pas à cet âge, elles ne se développent que dans l'adolescence ou à l'âge viril, sous l'influence de causes physiques parmi lesquelles nous retrouverons, comme les plus puissantes, celles que les auteurs ont indiquées. Il importe donc de bien assurer la guérison à cet âge, surtout celle de la hernie inguinale oblique, presque spéciale aux enfants du sexe masculin, car, pour peu qu'il reste une dépression à son orifice abdominal, c'est pour l'avenir une prédisposition qui sera suivie du retour du mal, lorsque des violences extérieures auxquelles leur sexe les exposera plus fréquemment, viendront augmenter l'impulsion des intestins.

CAUSES OCCASIONNELLES OU DÉTERMINANTES.

Trois conditions sont nécessaires au développement de toute hernie :

1° Grandeur anormale, naturelle ou accidentelle, des orifices abdominaux, ou simple diminution de la résistance des tissus fibreux qui les composent ;

2° Force expansive ou réactionnelle des viscères ;

3° Augmentation de puissance physiologique ou mécanique, passagère ou continue, des parois de la cavité sur les viscères.

C'est à un état particulier des anneaux, au défaut de résistance des tissus membraneux qui les remplissent et aux causes prédisposantes ou accidentelles, qui affaiblissent les parois du ventre en exagérant leur distension, qu'il faut attribuer la première.

La seconde, tout à fait physiologique, est la conséquence d'une propriété particulière aux gaz, qui tendent toujours à s'échapper de la cavité qui les comprime et poussent l'intestin dans les ouvertures, quand la résistance est moins forte que leur impulsion.

A la troisième se rapportent les causes dites efficientes, occasionnelles ou déterminantes. Ce sont les plus importantes à connaître, parce qu'avec quelques précautions on peut souvent les éviter; elles peuvent être en même temps prédisposantes et occasionnelles, quand elles déterminent une hernie chez un sujet bien portant, qui n'avait présenté jusque-là aucune des prédispositions que nous venons d'étudier. En première ligne, se trouvent dans les auteurs, la toux, l'éternument, les cris, le chant, le jeu des instruments à vent, dont le mécanisme s'effectue par la contraction brusque ou graduelle de l'abdomen et du diaphragme de bas en haut, pour faciliter l'expulsion de l'air contenu dans les poumons.

Viennent ensuite les vomissements, la constipation, le ténesme vésical qui nécessitent des contractions d'avant en arrière ou de bas en haut, afin de diminuer la cavité et comprimer les viscères qui ont besoin de ces contractions pour se débarrasser de leur contenu; puis enfin les efforts de toute nature auxquels prennent une part plus ou moins active tous les muscles du tronc et des membres.

Dans une autre catégorie où le système musculaire intervient moins puissamment, où le rôle de l'économie est presque entièrement passif, nous rangeons les secousses ou impulsions transmises aux viscères en dehors de la volonté et des fonctions normales, l'équitation, les chutes qui augmentent le refoulement des viscères sur le bas-ventre, enfin les pressions ou le passage de corps pesants sur le ventre qui forcent, par l'aplatissement de la cavité, les intestins à s'échapper par ses ouvertures.

On voit que, parmi toutes ces causes, quelques-unes peuvent spontanément déterminer une hernie, sans prédisposition préalable, et ce sont ordinairement des accidents; mais on remarquera aussi que la plupart sont des fonctions de tous les jours, de tous les instants, indispensables à la vie, communes à tout le monde et à beaucoup d'animaux, quelquefois des exercices agréables, utiles, souvent inévitables, que l'on conseille comme éducation ou comme hygiène et auxquels la majeure partie des hommes se livrent par profession.

D'un autre côté, si l'on étudie le mécanisme de ces fonctions, on reconnaîtra que les muscles abdominaux qui concourent à leur accomplissement, se contractent presque toujours de bas en haut, ou d'avant en arrière, pour rapprocher les viscères de la voûte diaphragmatique et les éloigner du bas-ventre comme pour suppléer au désavantage de sa position. Cette sage prévoyance de la nature met évidemment le bas-ventre en mesure de résister aux impulsions du diaphragme.

Si l'on admet que l'action réciproque des fonctions normales, les unes sur les autres, soit pesée, calculée, prévue dans l'économie humaine et soumise aux lois de l'équilibre organique, il ne serait ni juste ni logique de leur imputer sans examen, des désordres si rares dans les autres espèces. Des fonctions qui font partie intégrante de la vie animale de l'homme et de sa vie de relation, ne sauraient, sans l'intervention d'un modificateur étranger, le rendre victime d'une infirmité aussi fréquente. Si elles en sont cause, ce ne peut être que dans un état de perversion fonctionnelle. Examinons s'il n'existe pas dans les habitudes de la civilisation quelque condition capable de troubler l'ordre normal du jeu des organes et d'expliquer comment l'homme se trouve quelquefois affligé d'une maladie dont il ne portait probablement pas le germe en lui-même.

Toutes les causes inhérentes à la vie animale qui jouent un rôle actif et spontané sur la production des hernies, appartiennent aux contractions des parois thoraciques ou abdominales. Quelques considérations générales sur leur conformation et sur les appareils qui fonctionnent dans leurs cavités sont nécessaires pour faciliter l'intelligence du système que nous allons développer.

Vues extérieurement, ces deux cavités représentent un cône à base supérieure, terminé en bas par un sommet arrondi qui semble emboîté entre les hanches. La saillie des mamelles, les épaules et le prolongement de leurs muscles le long du thorax contribuent à l'augmentation du diamètre supérieur, et les hanches recouvertes des muscles des fesses forment en bas une augmentation de volume non moins considérable, mais qui n'exerce aucune action sur la cavité; c'est l'épaisseur des os et des muscles qui donne cet aspect à l'extrémité supérieure de la poitrine et à l'extrémité inférieure de l'abdomen; à l'intérieur les deux cavités présentent une disposition tout à fait inverse.

Comme les hanches remontent de chaque côté du sommet du cône qui se prolonge dans leur écartement jusqu'au pubis, il en résulte pour le coup d'œil extérieur, que c'est au-dessus de la saillie des hanches, c'est-à-dire entre elles et le rebord des côtes, que paraît se trouver le plus petit diamètre du corps, et c'est là que depuis longtemps il est d'usage de fixer les vêtements (*fig.* 1, 2, 3 *et* 4).

Les deux cavités ont pour charpente commune la colonne vertébrale en arrière; la cage thoracique est constituée par les côtes qui forment aussi une grande partie des parois latérales de la cavité abdominale, et celle-ci, appuyée sur le bassin, est complétée en avant par des parois extrêmement mobiles, qui se fixent en bas sur le bord du pubis et en haut sur le sternum, les côtes et leurs cartilages.

L'intérieur de ces deux cavités réunies, au lieu de correspondre à la forme extérieure du tronc, représente un ovoïde dont le plus grand diamètre répond à la zone la plus étroite du corps; elles sont divisées par le diaphragme, muscle disposé en éventail, qui jouit d'une extrême mobilité, et augmente ou diminue la capacité de chacune selon le besoin; à l'état de repos, il forme une espèce de voûte à la cavité inférieure.

La portion supérieure (cavité thoracique) protége l'appareil respiratoire, le cœur et les principaux troncs artériels et veineux.

Dans la portion inférieure (cavité abdominale), fonctionnent les principaux organes de la digestion et leurs accessoires.

Sous l'espèce de dôme ou de coupole formée par le diaphragme et les fausses côtes, sont protégés à droite, le foie qui pèse en moyenne 2 kilogrammes, à gauche, la rate qui varie souvent de volume; au milieu l'estomac, espèce de sac membraneux, presque semblable à une cornemuse, dans lequel s'ingèrent quotidiennement environ 2 à 5 kilogrammes d'aliments ou de boissons; enfin, avec ces trois viscères le colon transverse, vaste portion d'intestin dans laquelle circulent les résidus de la digestion et presque toujours distendue par les gaz ; le reste de la cavité est occupé par les intestins grêles dont les circonvolutions flottent au milieu du ventre et quelques autres viscères qui tiennent beaucoup moins de place et sont moins susceptibles de varier de siége et de volume (*fig.* 1).

L'excavation du petit bassin destinée à l'appareil génito-urinaire et au rectum, forme en quelque sorte une petite cavité à part qui semble fuir en arrière, pour échapper au centre de gravité du corps et éviter le poids et l'impulsion des viscères de l'abdomen, et comme elle n'est pas extensible, la vessie l'abandonne pour s'élever dans l'abdomen quand elle est pleine d'urine ; mais l'espace qu'elle y occupe n'est rien à côté de l'envahissement de la matrice ; cet organe qui a le volume d'une petite poire à l'état normal, acquiert, pendant la gestation, des proportions telles que son fond arrive souvent jusqu'au creux de l'estomac, dans les derniers mois de la grossesse ; c'est pour subvenir aux besoins de cette fonction et livrer passage au produit de la conception que le bassin est plus large chez la femme que chez l'homme.

C'est donc dans les hypochondres et la région épigastrique que sont logés les viscères les plus volumineux et les plus lourds de la cavité abdominale ; et comme ils sont variables dans leur volume, la nature a doué cette région d'une élasticité plus grande, sans néanmoins la priver de sa résistance, et sans lui donner plus d'épaisseur.

Qu'on nous permette après cette courte digression sur l'anatomie topographique de ces deux cavités, quelques réflexions sur les fonctions des viscères qui les occupent.

Les poumons, organes de la respiration, admettent dans leurs cellules une certaine masse d'air qui se renouvelle de 15 à 20 fois par minute; les côtes se dilatent de chaque côté en avant, s'affaissent alternativement comme un soufflet, et le diaphragme s'abaisse en même temps de manière à emprunter un peu d'espace à la cavité abdominale.

Nous ne parlerons pas des organes de la circulation, parce que leur volume et leurs mouvements sont uniformes et ils ne se déplacent jamais au point de devenir cause de hernies.

Passant aux organes de la digestion, nous en trouvons plusieurs dont le volume est peu variable, comme le foie et la rate, excepté à l'état de maladie; mais l'estomac qui n'occupe pas, quand il est complétement vide, un espace aussi grand que le volume du poing, peut arriver à acquérir même à l'état physiologique, une dilatation considérable, et pendant qu'il est dans cet état, les intestins sont eux-mêmes ordinairement remplis de gaz; on comprend alors qu'il doit sortir de sa place naturelle pour se développer en avant où les parois du ventre lui offrent moins de résistance que le diaphragme et les côtes. Dans ce cas, son volume descend jusqu'au nombril, quelquefois plus bas: on voit alors les côtes s'élargir et le ventre faire une énorme saillie en avant. Cette différence est si grande que dans des expériences assez nombreuses auxquelles nous nous sommes livré sur ce point, nous avons trouvé que la circonférence de la zone, comprise entre le creux de l'estomac et le nombril, augmente de 2 à 5 centimètres après le repas. La même expérience faite au-dessous du nombril, c'est-à-dire à l'hypogastre, est peu variable : le développement des gaz dans l'estomac et leur accumulation dans le colon transverse, peuvent élever accidentellement l'augmentation du volume de cette région jusqu'à 10 ou 12 centimètres et même au delà. La différence qui existe entre les plus fortes rétractions du ventre, dépendant de la volonté, et sa plus grande expansion, varie entre 15 et 30 centimètres. On verra bientôt quelle induction on en peut tirer.

La mobilité des cavités est de moins en moins grande à mesure qu'on s'approche des extrémités de l'ovoïde qu'elles représentent, c'est-à-dire du sommet de la poitrine et du bas-ventre.

C'est la partie de l'abdomen dépourvue de charpente osseuse qui est destinée à céder à ces exagérations momentanées de volume. Il importe de respecter son élasticité et sa mobilité ; si c'est un besoin à l'état physiologique, il sera bien plus impérieux quand une cavité empiétera brusquement sur l'espace de l'autre, quand les contractions musculaires et tous les efforts, qui tendent à agglomérer la masse intestinale sous le diaphragme et les côtes, augmenteront subitement la tension des parois, comme la toux, le vomissement, l'éternument, les efforts de défécation, l'équitation, les chutes, la pression des corps durs sur le ventre. Il est évident, d'un autre côté, que les intestins se trouvant plus comprimés réagiront avec plus d'énergie.

C'est parce qu'on ne tient pas assez compte, dans notre état de civilisation, de la conformation du corps et des fonctions les plus importantes à l'entretien de la santé et de la vie, que l'homme est si sujet aux infirmités qui font l'objet de nos recherches. Scarpa a démontré qu'il existe, dans l'état normal, entre la force impulsive des viscères et la résistance des parois de l'abdomen, une telle harmonie que chaque impulsion est neutralisée par une résistance proportionnelle. Tant que cet équilibre existe, tous les viscères reviennent à leur place et aucune hernie ne peut avoir lieu : du moment que l'équilibre est rompu, il existe des conditions favorables à la sortie des viscères.

« Malheureusement, dit-il, il existe dans l'étendue du ventre des points moins résistants que les autres, surtout dans ce trajet qui s'étend de l'épine iliaque antéro-supérieure, à la symphyse du pubis. Cette faiblesse peut être congéniale ou accidentelle. »

Nous partageons assurément l'opinion de ce grand maître ; cette région est la plus faible de l'abdomen; mais nous ne sommes pas convaincu que sa faiblesse soit congéniale, nous la croyons plus souvent occasionnelle, et ces accidents seraient bien plus rares si toute l'étendue des parois du ventre jouissait de la liberté nécessaire à ses fonctions. Les conditions variables de forme et de fonctions, sur lesquelles nous venons de jeter un coup d'œil, ne nous montrent pas qu'il y ait pour le bas-ventre une omission de la nature. Il ne fait pas exception à cet équilibre dont parle Scarpa : s'il résiste moins efficacement, cela tient aux obstacles qui empêchent le diamètre le plus mobile de la cavité de se développer librement et qui refoulent les viscères sur des parties qui ne sont pas organisées pour les recevoir ; la fibre musculaire cède et revient, mais il n'en est pas de même des tissus fibreux, leur résistance une fois vaincue, ils reprennent difficilement leur état naturel, et l'on sait que ces derniers abondent dans cette région. La forme des vêtements dont l'homme fait usage contribue pour une très-grande part à l'affaiblissement du ventre, en empêchant ses parois de se dilater librement, quand elles reçoivent des impulsions ou des secousses inattendues. C'est à la pression des vêtements sur le ventre qu'il nous paraît rationnel d'attribuer l'affaiblissement, la distension et la déchirure des tissus aponévrotiques et par suite la fréquence plus ou moins grande des hernies, suivant les âges et le sexe ; nous allons essayer en prenant pour guide dans cette appréciation, les résultats statistiques de M. Malgaigne, de prouver la corrélation de la cause aux effets suivant les habitudes et l'état physiologique de chaque âge.

« Si, prenant d'abord, dit ce chirurgien, le nombre total des hernies observées, nous recherchons la proportion de celles qui se sont présentées dans la première année de la naissance, nous trouverons qu'elle est, terme moyen, de 1/52 variable dans les deux sexes ; pour les enfants mâles elle est de 1/38 ; pour les filles, seulement de 1/62. La proportion est de beaucoup plus forte pour le sexe féminin à cet âge, que pour les autres époques de la vie prises ensemble ; la raison peut s'en donner facilement ; il s'agit ici surtout des hernies inguinales et exomphales ; pour les dernières, les deux sexes n'ont rien alors qui les y dispose l'un plus que l'autre ; pour les inguinales, le canal de Nuck, chez les filles, est aussi fréquemment ouvert que le canal inguinal chez les garçons, seulement la descente des testicules est une cause de plus chez ceux-ci, qui explique le nombre plus considérable de leurs hernies congénitales. A l'âge de 1 à 2 ans, la proportion baisse beaucoup, mais plus encore de 2 à 5 ans, et nous verrons plus tard que cette baisse n'est pas en accord avec les pertes subies par la population de cet âge. De 5 à 13 ans, la décroissance continue à peu de chose près, d'une égale manière pour les deux sexes, et notez surtout que c'est l'époque comprise entre 8 et 9 ans qui fournit le moindre nombre de hernies. Il semble que là s'arrêtent les hernies du premier âge, et que de nouvelles causes vont agir ensuite pour produire des hernies nouvelles. A partir de 13 ans surtout, l'augmentation est sensible, et jusqu'à la 20e année, elle porte presque exclusivement sur le sexe masculin. Mais arrivons à 20 ans ; de là jusqu'à 28, l'accroissement est marqué, mais plus, peut-être, chez les femmes que chez les hommes. Alors, surtout, chez les premières, se montrent les exomphales accidentelles et les hernies crurales excessivement rares avant cet âge, si rares que, pour ma part, je n'en ai encore vu qu'un exemple... Le résultat total des chiffres, montre un accroissement de hernies, 1/4 chez les hommes, il est du double chez les femmes... De 28 à 30 ans, toujours accroissement des hernies, et surtout chez les femmes... De 30 à 35 ans, les choses restent à peu près au même état, le nombre des hernies est stationnaire; mais alors la seconde jeunesse est finie, l'âge viril commence et va amener à son tour de remarquables résultats. De 35 à 40, la progression numérique marche et se double presque chez les deux sexes, elle est même supérieure à celle des années suivantes. De 40 à 50 ans, en effet, le nombre des hernies diminue un peu chez les hommes, mais une prédominance marquée reste chez les femmes. Ainsi, de la naissance à 1 an, elles offraient moitié du chiffre des hernies de l'autre sexe; de 1 à 4 ans, la proportion descendait au 1/4 puis bien plus bas encore, et elle ne remontait au 1/4 que vers l'âge de 34 ans. Enfin, de 40 à 50 ans, elle atteint jusqu'au tiers, mais c'est la proportion la plus forte, et, à partir de 50 ans, elle ne fait plus que décroître.»

Si l'on met sous forme de propositions les résultats de cette intéressante statistique pour les rendre plus sensibles, on trouve que les plus fortes proportions se comportent de la manière suivante :

De la naissance à 1 an, grand nombre de hernies et diminution toujours croissante jusqu'à 12 ans dans les deux sexes.

De 12 à 20 ans, nouvelle recrudescence pour le sexe masculin seulement et accroissement progressif jusqu'à 28 à 30 ans.

De 20 à 30 ans prédisposition spéciale chez les femmes.

De 30 à 35, état stationnaire chez les deux sexes.

De 35 à 40 ans progression presque double chez les deux sexes, supérieure même à celle des années suivantes.

De 40 à 50 ans toujours progression chez la femme et commencement de diminution chez l'homme.

Après 50 ans, progression toujours décroissante chez l'un et l'autre sexe.

On ne saurait attribuer au hasard des résultats si différents suivant le sexe et les diverses époques de la vie.

La conformation, les habitudes et les fonctions propres à chaque sexe donnent bien la raison de quelques-unes de ces différences; mais que la proportion des hernies, si grande de la naissance à 1 an chez les deux sexes, diminue déjà à la 2e année; qu'elle devienne de plus en plus rare jusqu'à 12 ans; qu'elle reprenne ensuite un nouvel accroissement de 13 à 20 ans chez les garçons, qu'elle continue avec une progression plus ou moins sensible dans les deux sexes jusqu'à 30 ans, pour rester stationnaire et reprendre ensuite une nouvelle intensité pendant quelques années; que la jeune fille n'y soit point sujette avant l'âge de 20 ans et qu'une prédisposition spéciale vienne la frapper alors jusqu'à 50 ans; qu'après 50 ans la progression diminue de plus en plus chez les deux sexes, à cet âge où les autres infirmités deviennent des compagnes presque inévitables, ce ne sont point là des résultats tout à fait naturels qui frappent par l'évidence. Ainsi pour ne parler que de ceux qui concernent l'âge avancé, tout le monde serait porté à croire *à priori* que la vieillesse aurait surtout à redouter ce genre d'infirmité, et cette opinion semblerait une conséquence bien déduite de l'influence attribuée par les auteurs à l'ascite, aux tumeurs abdominales, à la constipation, au ténesme vésical, à l'embonpoint suivi d'amaigrissement; l'expérience démontre que ces accidents sont incomparablement plus rares au berceau, à l'adolescence, à l'âge viril que dans l'âge avancé. On peut en dire autant de la toux que l'on emploie comme épreuve pour diagnostiquer une hernie douteuse ou s'assurer de l'efficacité d'un bandage ; n'est-elle pas beaucoup plus fréquente après 50 ans, qu'à toute autre époque de la vie ? Et cependant c'est à cet âge, d'après la statistique que nous venons de citer, que la proportion des hernies décroît.

Voyons si les habitudes de notre civilisation ne nous fourniront pas une explication plus satisfaisante de la plupart de ces résultats si peu conformes à nos impressions spontanées.

DE QUELQUES USAGES DE LA CIVILISATION.

A peine l'enfant a-t-il fait entendre son premier vagissement, que la section et la ligature du cordon sont suivies d'une autre précaution utile, bonne en elle-même, mais trop souvent exagérée : c'est l'application du petit bandage de corps destiné à maintenir le nombril. Si l'on se rappelle ce que nous avons dit plus haut des prédispositions, on reconnaîtra que cette pratique est utile pour soutenir cet orifice béant, favoriser sa cicatrisation et faire disparaître le sac muqueux, qui peut, dans certains cas, persister encore à la sixième semaine. Mais cet usage, probablement aussi ancien que le monde, doit être subordonné à certaines précautions qu'il est très-important d'observer.

En effet, si la hernie ombilicale, rare au premier mois, devient plus fréquente du second au quatrième, il y a une cause et la plus vraisemblable, c'est la suppression prématurée ou trop brusque du bandage, spécialement quand l'anneau est très-large, et lorsque le volume du cordon pouvait faire pressentir l'imminence de l'omphalocèle ; car les causes susceptibles de concourir à sa production sont exactement les mêmes qu'au premier mois. Une compression trop forte, avec des tampons durs, affaiblit les tissus, refoule le nombril dans l'anneau, où il forme une espèce de bouchon, qui, n'ayant pas le temps d'y contracter d'adhérences, en ressort quand le ventre redevient libre, et dispose quelquefois à l'infirmité que l'on voulait prévenir : cette compression doit être modérée et continuée plus ou moins longtemps selon les apparences de son utilité ; il ne faut la supprimer que graduellement, à l'époque où la cicatrice est présumée solide et assez forte pour résister à la force expansive des intestins. Il serait en quelque sorte préférable de ne pas faire usage du bandage de corps que de l'employer sans discernement ; car après la flétrissure du cordon, le contact de l'air agirait comme astringent, fortifierait les parties molles, et la nature ferait pour l'homme ce qu'elle fait pour les animaux.

En ce qui concerne la hernie inguinale, le bandage de corps ne peut jamais être utile, et il peut indirectement, par une compression même peu exagérée, devenir nuisible. Quand l'enfant vient de naître, les parois du ventre sont molles, faibles et déprimées ; à peine a-t-il respiré qu'elles s'arrondissent et s'élèvent à la hauteur de la base de la poitrine, et c'est dans ce second temps que l'on applique le bandage pour la première fois. Admettons que cette application soit sagement faite ; aussitôt que l'enfant a pris le sein, fait usage de quelque boisson et d'une alimentation même légère, à plus forte raison si elle est fermentescible, cette ingestion est suivie de gaz qui distendent le ventre et donnent des coliques ; l'enfant crie, et les parois ne cédant pas en avant, la cavité, rétrécie à son milieu, tend à retrouver dans la longueur ce qu'elle a perdu en largeur, et les anneaux inguinaux sont déprimés par l'impulsion des intestins. Supposons que les testicules ne viennent que de parcourir les canaux inguinaux, la voie est encore libre, et les intestins s'y engagent d'autant plus librement qu'ils sont un peu redressés et exempts de toute pression par la position allongée de l'enfant dans le maillot, position qui augmente aussi les difficultés de la défécation et exige des efforts plus violents dont la résultante se dirige vers la région inguinale.

Si le canal est solidement oblitéré, l'orifice interne résiste comme les autres parties ; s'il est ouvert, les viscères s'y précipitent directement ; s'il reste là une simple dépression, quelque faible qu'elle soit, elle marque la place d'une hernie plus ou moins prochaine qui se développera lentement avec le renouvellement successif des causes. L'anse intestinale refoule peu à peu les parties molles, forme un sac pour s'y loger, et si elle suit le trajet du testicule, elle se trouve logée avec le cordon; si c'est au contraire un sac de nouvelle formation commencé après l'oblitération du canal, la hernie glisse ordinairement au-devant du cordon qui se trouve alors isolé dans une gaîne spéciale, et retenu le long du pubis par le poids de sa glande et des bourses.

Nous croyons trouver ici une explication toute simple de la hernie inguinale, dite congéniale, qui n'apparaît guère avant le huitième jour de la naissance, et de la formation de celles qui surviennent ultérieurement, quand un accident plus ou moins tardif en devient l'occasion.

Si cette supposition est admissible, on devra veiller à ce que le ventre conserve le plus possible la liberté de ses mouvements de totalité, jusqu'à l'époque où l'oblitération du canal inguinal sera présumée complète et solide, car ici, comme pour la hernie ombilicale, l'oblitération complète du canal éloigne toute prédisposition à la hernie, tandis que si elle est suivie d'une dépression plus ou moins profonde, elle constitue une prédisposition qui se développera dans un âge plus avancé, sous l'influence des violences extérieures.

La diminution des hernies de 1 à 12 ans nous paraît tenir : 1° aux guérisons que l'on obtient moins difficilement dans les premières années de la vie ; 2° aux prédispositions plus rares, parce qu'elles ont eu antérieurement leur effet, dès que les premières causes déterminantes sont intervenues ;

3° surtout, parce que la manière de vêtir les enfants à cet âge est rationnelle. La grosseur de leur ventre, confondu avec la poitrine, représentant la forme d'un ovoïde, on assujettit leurs vêtements sous les aisselles ou sur les épaules, et les fonctions de ces deux importantes cavités conservent pleinement la liberté de leurs mouvements et de leurs fonctions, ce qui est de la plus haute importance pour le développement des organes à cet âge.

« A 13 ans, il semble, dit M. Malgaigne, que de nouvelles causes vont agir pour produire des hernies nouvelles, et elles portent sur le sexe masculin exclusivement. » Nous ajouterons aux raisons anatomiques qui justifient cette heureuse exception en faveur du sexe féminin, que c'est l'âge où les attributs de la puberté viennent modifier les goûts et surtout les formes qui ne différaient guère, jusque-là, entre les deux sexes que par l'appareil urinaire externe. La capacité de la cavité abdominale est augmentée chez la jeune fille par le développement du bassin ; l'excavation du petit bassin surtout est beaucoup plus large, et si une violence quelconque déplace les viscères, moins volumineux que dans l'autre sexe, ils sont reçus dans cette cavité. C'est ce qui a lieu à la suite de l'usage abusif des corsets ; aussi les hernies sont-elles déjà remplacées chez la jeune fille pubère par les fleurs blanches, que l'on doit attribuer dans un grand nombre de cas, à l'abaissement de la matrice par suite de compressions exagérées. C'est une cause au moins aussi probable et plus médicale que l'usage du café au lait et la lecture des romans, que signalent la plupart des auteurs.

Chez les garçons, au contraire, les amusements, les jeux, les exercices révèlent, déjà, dès 12 à 14 ans, une certaine prétention aux forces physiques : d'un autre côté, c'est l'âge où ils commencent à se livrer aux occupations utiles, aux travaux pénibles, à l'apprentissage des métiers et aux exercices gymnastiques; mais une raison plus puissante, à notre avis, se trouve dans la différence de conformation; le bassin est plus étroit que chez la jeune fille arrivée à l'âge de puberté; la cavité abdominale est moins grande, la pression des viscères est par conséquent plus directe sur le bas-ventre et lorsque le tronc, au lieu de former un ovoïde comme au premier âge, représente un cône qui semble se rétrécir à la région épigastrique, la mode vient fixer les vêtements ou des ceintures sur cette dépression médiane; les parois du ventre perdent la liberté de leurs mouvements et les prédispositions latentes commencent à se développer. Ce concours de circonstances (organisation, exercices corporels, vêtements) mettent l'adolescent dans les conditions physiques de l'adulte, il se trouve dès lors exposé aux accidents qui peuvent résulter des efforts musculaires ou des violences extérieures; la disposition aux hernies se réveille, et c'est alors, surtout, que les causes extérieures font reparaître celles qui ont existé déjà dans les premiers mois de la vie. De 20 à 30 ans, la proportion se maintient sans accroissement sensible chez l'homme, parce qu'il continue de vivre dans les mêmes conditions et sous l'influence des mêmes causes; il paraît naturel que la proportion diminue de 30 à 35 ans, parce que l'âge mûr est physiquement plus apte à résister aux violences de même nature, surtout lorsque l'expérience lui permet de joindre à la supériorité de la force les avantages de l'habitude et de la prudence, et d'ailleurs s'il avait été prédisposé à quelqu'une de ces infirmités, elle se serait développée plus tôt.

Entre 20 et 28 ans, la femme trouve, dans les pénibles, mais douces fonctions de la maternité, une prédisposition spéciale et la proportion qui égale dès lors et surpasse peut-être celle du sexe masculin, augmente jusqu'à 30 ans, et reste également stationnaire jusqu'à 35; la grossesse en est l'unique cause. Mais alors la seconde jeunesse est finie, dit M. Malgaigne, et l'âge viril va donner à son tour de remarquables résultats. A 35 ans, chez la femme comme chez l'homme, la progression reprend, se double presque et devient même supérieure à celle des années suivantes; à quoi attribuer cette recrudescence ?

Ce n'est plus à la grossesse, à des fonctions spéciales chez la femme, aux imprudences ou à la faiblesse chez l'homme, mais bien aux conditions physiologiques propres aux deux sexes à cet âge. C'est entre 35 et 40 ans, que commence l'embonpoint, et surtout l'embonpoint abdominal, et l'on sait que ce n'est pas sans regret que la plupart des femmes se résignent à cette dure nécessité de l'âge ; qu'elles en conviennent ou non, que ce soit d'une manière ostensible ou secrète, ou simplement pour se conformer à la mode, il n'y a que la douleur qui les empêche de faire quelque effort, pour le combattre ou du moins pour le dissimuler ; d'un autre côté, la coupable admiration des hommes encourage leur imprudence au lieu de leur signaler les dangers auxquels elles s'exposent ; de là ces pressions inconsidérées qui tourmentent les viscères abdominaux, mutilent leur cavité et engendrent de nouveaux accidents, avec d'autant plus de facilité, que les parois du ventre viennent d'être affaiblies par les précédentes grossesses. Ce sont alors les hernies de la ligne blanche et les déplacements de la matrice qui prédominent. Si la proportion paraît un peu plus forte chez la femme et semble se prolonger plus longtemps que chez l'homme, il nous paraît rationnel de l'attribuer à une plus grande disposition à l'obésité, à cause de la suppression du flux périodique et à une plus grande servilité pour les modes et les habitudes sociales.

L'homme s'expose aux mêmes dangers par un sentiment tout opposé ; préoccupé de son travail ou de ses affaires, il affecte une plus grande in–

différence pour les soins de sa personne, supporte, sans en soupçonner la cause, le malaise qu'occasionnent ses vêtements devenus trop étroits, cherche même quelquefois du soulagement dans l'application des ceintures, qui lui en procurent réellement, quand elles sont assez larges pour soutenir le ventre ; il continue de se livrer à ses exercices ou à ses travaux habituels, et au bout de quelque temps, il se trouve atteint d'une infirmité dont son organisation semblait devoir l'affranchir pour toujours.

C'est dans ces conditions que se forment ordinairement, par l'intervention des violences corporelles, les hernies étrangères aux orifices abdominaux, celles qui résultent de la déchirure des aponévroses, qu'on nomme hernies ventrales, très-rares dans la secon de jeunesse, presque sans exemple dans la première, à moins de causes directes ; cette variété concourt à expliquer l'accroissement de la progression entre 35 et 45 ans.

Nous préviendrons ici une objection qu'on pourrait nous faire. Si les fortes pressions continues sur le ventre, qu'elles soient dues à la coquetterie ou à l'ignorance, provoquent le déplacement des viscères, les personnes qui ont de l'embonpoint y seraient les plus sujettes, et les individus maigres devraient en être exempts ; cependant ces derniers en présentent des cas bien fréquents. Quoiqu'il n'y ait pas de statistique sur ce point, on peut répondre, que la routine et la mode font loi pour tout le monde en ce qui concerne les vêtements; chacun subit leur joug sans examiner ce qui serait mieux au point de vue hygiénique; généralement même, on contracte les parois abdominales pour boutonner, agrafer ou lacer les vêtements, sans prévoir que les fonctions de l'abdomen feront augmenter son volume, et qu'il ne jouira plus d'une liberté suffisante quand il recevra des secousses inattendues; puis les personnes qui ont de l'embonpoint ne sont pas les plus nombreuses; enfin si les déplacements des viscères s'observent souvent chez les personnes maigres, cela peut tenir aussi à ce que les parois, manquant de tissus adipeux, sont moins soutenues que chez les sujets qui ont de l'embonpoint; la graisse peut également, dans quelques cas, obturer les ouvertures abdominales.

Mais, nous dira-t-on, pourquoi cette progression descendante, qui commence à 45 ans chez l'homme et à 50 chez la femme? les mêmes causes ne persistent-elles pas au moins chez les hommes des classes peu aisées, lesquels continuent de se livrer, quoique affaiblis par l'âge et la fatigue, à des travaux pénibles?

Ce résultat a dû en effet surprendre au premier abord, et si l'on interroge sur ce point des médecins judicieux, mais qui ne se sont pas livrés à ce genre d'étude, ils sont portés spontanément à croire le contraire; ce fait est cependant démontré par la statistique de notre savant confrère, et il est d'autant moins contestable, que ce travail a été fait au bureau central des hôpitaux, qui n'est fréquenté que par les classes peu aisées, par des individus qui se livrent aux travaux les plus pénibles, jusqu'au moment où l'impuissance les condamne au repos.

Nous avouons qu'il nous serait difficile d'en donner une raison bien satisfaisante; cependant, au fond, il faut se rappeler que les tissus fibreux sont ceux qui s'affaiblissent le moins avec l'âge; quelquefois au contraire une transformation fibro-cartilagineuse progressive augmente leur résistance; d'un autre côté, pendant les trente années de la vie la plus active et la plus laborieuse, l'homme s'est exposé mille fois aux causes déterminantes des hernies, et si sa constitution a résisté à tant d'épreuves, c'est qu'évidemment il n'y avait pas prédisposition chez lui.

Rappelons-nous bien aussi qu'il n'est pas ici question simplement du nombre des hernies, mais bien de l'époque de leur développement; ainsi, quoique ce soit de 35 à 40 ans que les hernies se manifestent dans la plus grande proportion, on en trouvera moins sur un nombre donné d'individus, à cet âge et au-dessous, qu'à 60 ans, parce que celles de cette époque, augmentées de celles des âges précédents, qui se sont reproduites ou ne se sont jamais guéries, forment nécessairement en nombre la proportion la plus forte.

Il nous paraît inutile d'insister davantage sur les interprétations que nous venons de donner à la statistique de M. Malgaigne; nous n'ignorons pas que l'on pourrait nous objecter que des résultats différents ont été obtenus en Angleterre, en Allemagne et même en France ; mais ces différences ne sont pas assez grandes pour détruire le principe : nous regrettons que tous ces documents, laborieusement amassés, ne s'appliquent qu'aux hernies en général, et que les proportions de chaque variété, suivant l'âge et le sexe, ne soient pas spécifiées particulièrement ; car ce qui importe en pratique, ce n'est pas de savoir seulement si le huitième, le dixième, ou seulement le quinzième de la population est affecté de hernies, et s'il y en a plus à droite qu'à gauche, mais bien de déterminer les causes générales ou particulières qui produisent le genre ou les variétés, afin qu'on puisse les éviter et en tirer de nouvelles inductions pour les guérir. Sans cela c'est donner une bien faible consolation au malade, que de lui montrer des compagnons d'infortune en plus ou moins grand nombre.

L'agglomération des chiffres n'est utile qu'autant qu'elle permet de remonter au principe : c'est le but que nous nous sommes proposé en cherchant à expliquer la différence des résultats, eu égard au sexe et aux âges, et c'est à cause des détails que la statistique que nous venons d'analyser donne sur ce sujet, qu'elle nous a paru préférable aux autres.

La forme des vêtements et les ceintures, dont nous faisons usage, contribuent pour une très-grande part au développement des hernies ; si l'on se reporte un instant aux détails que nous avons donnés sur la mobilité des parois de l'ovoïde abdomino-thoracique et la variation du volume de quelques-uns de leurs viscères, même à l'état normal, leur mode d'action sera facile à comprendre : ces obstacles s'opposent au libre développement des parois mobiles, diminuent la largeur des cavités aux dépens de leur longueur, et déplacent ou neutralisent la direction des forces musculaires et leur puissance protectrice. Les secousses inattendues, au lieu de se transmettre aux viscères par un mouvement de totalité et de se perdre dans la masse, sont concentrées sur le point le plus déclive, où le poids s'ajoute à la force expansive, parce que c'est la seule partie des parois qui conserve quelque élasticité pour céder à leur effort.

L'estomac et le foie, perdant leur droit de domicile sous les côtes, envahissent l'espace destiné au canal intestinal : celui-ci, intercepté par le cercle circulaire qui divise la cavité, se débarrasse plus difficilement des gaz et de ses résidus ; l'intestin grêle, qui n'occupe aucune place fixe, est refoulé de toutes parts et lorsqu'un accident extérieur ou la simple compression des muscles, pendant un effort, vient diminuer encore la cavité déjà réduite et déformée, c'est cette partie flottante du tube digestif qui fait le plus souvent irruption à travers les parois ou leurs ouvertures naturelles, seule ou avec l'épiploon.

L'anneau inguinal, situé dans ce bas-fond, est la voie la plus ordinaire par laquelle les viscères font hernie, soit parce qu'il a déjà été préalablement dilaté, soit parce qu'il n'a jamais été obturé jusque dans l'anneau abdominal : c'est ce canal qui est le siége de la hernie oblique très-commune chez l'enfant en bas âge et dans l'adolescence, et qui devient le plus souvent incurable, à cause de l'énorme dilatation qu'il peut atteindre.

La saillie de l'intestin ne se manifeste pas toujours rapidement à l'extérieur ; il arrive quelquefois qu'une faible partie de ses parois, ou simplement l'épiploon, s'engage dans l'anneau interne, sans soulever la peau de l'aine ; elle occasionne alors une douleur sourde dans cette région, un malaise inexplicable. C'est dans les cas de cette nature, que beaucoup de médecins s'exposent trop facilement, lorsqu'il n'y a pas de traces extérieures, à entretenir le malade dans une sécurité trompeuse ; ils le laissent sous le coup d'un étranglement que les plus simples précautions pourraient prévenir.

Viennent ensuite, par ordre de fréquence, chez l'homme, les hernies directes qui font saillie par l'anneau abdominal, au milieu du canal, en passant au-dessus de l'anneau externe, ou à travers l'espace aponévrotique, situé entre le canal inguinal et l'angle formé par la jonction de l'arcade crurale avec l'insertion des muscles droits du ventre. Cette variété, plus que les autres, mérite le nom d'*effort*, synonyme de hernie, dans le langage vulgaire, parce qu'elle se développe presque toujours à la suite des exercices violents.

La hernie crurale, moins commune chez l'homme,

par les raisons anatomiques que nous avons données plus haut, ne s'observe presque jamais dans la jeunesse; extrêmement rare avant la grossesse, c'est la variété la plus fréquente, chez la femme, après cette fonction. La matrice, qui s'élève progressivement du petit bassin, envahit successivement l'espace destiné aux intestins grêles, et comme les corsets ou les cordons des vêtements s'opposent à l'élargissement de la zone épigastrique par le concours des côtes, les intestins sont refoulés dans les fosses iliaques et s'ouvrent un passage derrière l'arcade crurale, pour venir faire saillie sous la peau du pli de la cuisse.

Nous avons expliqué le mécanisme de la hernie ombilicale chez les jeunes enfants : elle reparaît quelquefois à l'âge viril, à la suite de l'obésité, mais cette variété est surtout commune chez les femmes à la suite des grossesses, et elle se produit aussi souvent sur les côtés de l'anneau ombilical que par l'anneau lui-même ; ce qui concourt à démontrer que les orifices naturels de l'abdomen, une fois oblitérés, ne sont pas plus faibles que les autres parties de la cavité.

La même fonction est la cause habituelle des hernies de la ligne blanche et de ses écartements. Il est inutile d'en expliquer le mécanisme ; on conviendra que si aucun obstacle n'empêchait la matrice de s'élever jusqu'à l'épigastre et les côtes de se développer, le bas-ventre n'aurait pas à lutter seul contre la distension qu'occasionne ce viscère pendant la gestation ; elle serait répartie sur tous les points extensibles de la cavité et supportée comme doit l'être toute fonction naturelle, c'est-à-dire sans inconvénient.

Lorsque la matrice, revenue à son état normal, après l'accouchement, n'a plus que le volume d'une petite poire, elle laisse dans l'abdomen un vide considérable qui est aussitôt rempli par les intestins ; mais comme la région hypogastrique est plus saillante que le reste de la cavité, parce qu'elle a subi une distension plus grande, elle supporte seule la pression et le poids des vêtements, et une partie du paquet intestinal est précipitée dans le petit bassin ; sa force expansive, repoussée d'en haut, abaisse la matrice dans le vagin, ou la déverse sur les côtés : cet organe, appuyé sur le rectum souvent distendu par les matières fécales, éprouve, par le frottement, une irritation continuelle qui excite les sécrétions de la muqueuse ; celles-ci s'altèrent et se transforment en flueurs blanches ; le séjour du museau de tanche dans ce clapier, chez les femmes sédentaires, produit, à la longue, des granulations, quelquefois des ulcérations ou un état de congestion habituelle, qui prédispose aux dégénérescences. Dans d'autres circonstances, si les ligaments et le vagin ont une grande tendance au relâchement, la matrice est chassée plus ou moins complétement du bassin et forme une infirmité, sinon dangereuse, au moins très-incommode et surtout très-dégoûtante.

Si l'on suit, par la pensée, les fonctions si importantes et si variables, qui s'exécutent dans la poitrine et le ventre, on ne pourra s'empêcher d'admirer la sagesse de la sublime intelligence qui a combiné ce mécanisme et les nombreuses ressources que possède la nature pour résister aux agents extérieurs. S'il y a lieu de s'étonner, c'est de ce que des habitudes aussi vicieuses que les nôtres ne produisent pas des désordres plus grands encore ; car la liberté des cavités thoracique et abdominale est la condition la plus utile aux fonctions des organes qu'elles renferment.

Mais, nous dit-on, l'habitant des campagnes et l'artisan sont ordinairement peu gênés dans leurs vêtements, ce n'est pas à cette cause que vous pouvez attribuer, chez eux, la fréquence des hernies. C'est une erreur. Il est possible que ce soit moins par recherche que par habitude, par imitation ou par indifférence, qu'ils tombent dans cet abus ; mais les conséquences sont les mêmes. L'usage des ceintures, pour soutenir le ventre, est si répandu dans le peuple, que ceux qui n'en ont pas les remplacent par un mouchoir, quelquefois par une corde. Les ouvriers dont le travail exige quelques précautions pour préserver leurs habits, font usage d'une espèce de surtout dit *salopette,* qui a tous les inconvénients que nous venons de signaler, parce qu'il se fixe autour de l'abdomen par sa seule pression. On se sert également des ceintures dans les maisons d'éducation, surtout pendant les exercices gymnastiques. On comprend qu'étant ainsi vêtu, l'homme qui se livre à des efforts continus soit plus exposé aux hernies que celui qui ne fait rien, que la proportion des hernies soit en rapport avec les fatigues du travail et que les professions qui exigent le plus d'efforts de la part des parois abdominales et du diaphragme y exposent davantage. Cette manière de voir n'exclut pas non plus l'influence des agents extérieurs et de l'alimentation. La prodigieuse quantité des hernies en Angleterre, et dans les ports de mer, est peut-être due à l'état hygrométrique habituel de l'atmosphère; peut-être l'excès de chaleur est-il la cause de leur fréquence en Espagne et en Italie. Tout le monde sait que les viandes sont plus toniques que les aliments végétaux, et le développement des gaz, que provoquent ces derniers, augmente la force expansive des intestins. Mais nous verrons bientôt que la rareté des hernies chez les Orientaux est une objection sérieuse contre la plupart de ces raisons et qu'elle confirme le danger que nous attribuons aux pressions autour du ventre. Nous insistons sur ces détails, parce que ces habitudes reposent sur des préjugés dangereux et qu'il serait plus facile de s'en affranchir, que d'éviter l'influence des autres agents. Les mères se figurent qu'en faisant porter, de bonne heure, des ceintures à leurs enfants, elles leur assurent une taille svelte et plus gracieuse. A mesure qu'ils grandissent, ces jeunes gens s'en parent comme d'un ornement, et à l'âge où l'on est plus indifférent aux formes extérieures, on croit trouver, dans leur emploi, une garantie contre les accidents et un moyen de donner de la force aux lombes. Si l'intention est bonne, le but est complétement manqué.

Placées à l'épigastre, les ceintures ont l'inconvénient très-grave de s'opposer à l'écartement des côtes dans les fortes inspirations et de former autour de la cavité, un cercle solide qui la coupe en deux, diminue sa capacité, change la direction des contractions musculaires abdominales et force les viscères à se réfugier dans les sinuosités qui leur offrent le moins de résistance [*fig.* 2]; elles ne sont efficaces qu'à la condition d'avoir une largeur convenable et d'embrasser l'extrémité inférieure de l'ovoïde, c'est-à-dire le bas-ventre, à la manière des Orientaux. Ce besoin est surtout senti par les individus affectés de gastralgies ou sujets aux pneumatoses; mais chacun peut vérifier, sur soi-même, qu'après un repas copieux, la pression des vêtements est fort incommode et que le malaise qui en résulte, cède à leur relâchement et est suivi d'une expansion très-manifeste de l'abdomen; aussi remarque-t-on, en effet, que beaucoup d'individus éprouvent le besoin instinctif de se desserrer, même en dehors du repas. Si une femme éprouve une défaillance ou une syncope, on n'a pas besoin d'apprendre, à ceux qui l'entourent, que le premier secours à lui porter, c'est de la desserrer; on se hâte de couper les cordons de ses vêtements et de lui rendre la liberté;

Si ses organes étaient bien à leur aise, cette précaution serait-elle utile?

Le ventre est très-développé chez les enfants, il refoule le diaphragme dans la poitrine, dilate les côtes, et les deux cavités semblent se confondre; on se fait un devoir de le respecter, et la proportion des hernies va en diminuant dès l'âge de 1 an jusqu'à 12 ou 13 ans.

De 13 à 30 ans, le corps présente au-dessus du nombril, une espèce de dépression médiane limitée par les hanches sur les côtés; on y fixe des vêtements ou des ceintures qui ne sont pas extensibles, et la proportion des hernies, par le canal inguinal, augmente sensiblement.

Vers 35 ans, l'obésité ou, si l'on aime mieux, un peu plus d'embonpoint rend au buste sa forme primitive, le ventre s'arrondit davantage en avant, la dépression épigastrique disparaît, les compressions deviennent plus nuisibles et la progression des hernies prend une nouvelle recrudescence; mais alors les ouvertures naturelles ont perdu leur élasticité, elles cèdent moins qu'aux âges précédents et ce sont les aponévroses qui se déchirent; aussi est-ce à cet âge que les hernies directes deviennent fréquentes. — Nous renvoyons à ce que nous avons dit des prédispositions et de l'influence de la grossesse concernant les autres variétés.

On est forcé, par la différence des résultats statistiques, de reconnaître que si les efforts, les exercices violents, et quelques accidents contribuent, quelquefois directement, au développement des hernies, il faut, outre la prédisposition, admettre l'influence d'autres causes étrangères aux fonctions normales et aux accidents extérieurs, et ces causes nous les trouvons dans l'action uniforme des vêtements sur l'habitude variable de l'économie.

En France même, dans certaines contrées éloignées des villes, où les usages, généralement séculaires, ne changent qu'aux grandes catastrophes, nous trouvons la confirmation de l'opinion que nous voulons faire prévaloir. D'après nos souvenirs, et des renseignements pris auprès d'anciens condisciples, qui exercent dans des départements où les modes de l'empire, qui avaient succédé à celles du siècle de Louis XIV, sont encore en vigueur, les hernies, les flueurs blanches, les nombreuses altérations du col utérin, les déplacements de la matrice, les cancers même, sont beaucoup plus rares que dans les grandes villes, et cependant on s'y livre aux exercices les plus pénibles : les femmes passent des soins du ménage aux travaux de l'agriculture, elles traînent ou portent, sur les épaules ou sur la tête, des fardeaux quelquefois très-lourds ; ajoutons que dans ces pays, la nourriture est composée de résidus de laitage, de pain grossier, de mauvais légumes et de sarrasin, qui entretiennent, dans les intestins, des pneumatoses perpétuelles, et augmentent leur force expansive. Et c'est là cependant que l'on trouve sous un costume quelquefois moins que séduisant, la santé et ces admirables formes primitives de la belle nature, que ni le visage hâlé, ni les mains rugueuses ne font espérer.

Veut-on une autre preuve plus frappante? Nous l'emprunterons à un médecin étranger, au docteur Lomnoroso, médecin du bey de Tunis. Voici le résumé des renseignements que nous devons à la bienveillance de cet honorable confrère, qui est étonné lui-même de la rareté de ces infirmités dans le pays où il exerce, comparativement à leur fréquence, en Italie, où il a fait ses études. Nous tâcherons de rapporter fidèlement ses paroles :

« S. A., dit-il, m'honore de sa confiance depuis « dix ans : cette marque de distinction m'a attiré « une clientelle étendue et des consultations nom- « breuses ; je suis en outre chirurgien en chef des « hôpitaux de Tunis, et pendant tout ce laps de « temps, je n'ai rencontré que deux cas de her- « nie étranglée : l'une a été réduite, l'autre a né- « cessité l'opération ; c'est la seule que j'aie faite, « et encore la femme qui m'en a fourni l'occasion « était Italienne.

« Cette maladie est aussi rare en Afrique qu'elle « paraît commune en Europe. On monte beau- « coup à cheval chez nous, et ce sont les cavaliers « qui en sont le plus souvent atteints. C'est la « forme de nos vêtements qui nous en garantit : « nous attachons beaucoup d'importance à res- « pecter les fonctions et la liberté des mouvements « du corps; les femmes ne font jamais usage de

« corsets; elles sont grasses, un peu courtes, « mais bien constituées; les accouchements sont « quelquefois compliqués d'accidents nerveux, ce « que j'attribue au refroidissement habituel des « pieds provenant du costume du pays. Mais s'il est « utile de recourir à quelque opération, la main « suffit presque toujours; on fait rarement usage « du forceps.

« Outre la rareté des hernies chez les deux « sexes, les déplacements de la matrice, ses en- « gorgements chroniques, ses dégénérescences « sont des exceptions.

« Les flueurs blanches sont également peu com- « munes dans nos contrées. On peut en dire autant « des écartements de la ligne blanche, et même « des flétrissures particulières au bas-ventre des « femmes qui ont eu des enfants, elles sont « moins marquées que chez les Européennes. »

L'organisation physique ne diffère pas entre les peuples de l'Europe et ceux du littoral de l'Afrique; ces derniers même, au point de vue hygiénique, sont dans des conditions plus défavorables : leurs exercices étant plus continuels et plus violents et la température plus élevée, les hernies devraient se présenter plus fréquemment chez eux; surtout s'il est vrai, comme le prétend Juville, qu'elles sont plus fréquentes d'un tiers en Espagne et en Italie que dans le nord de l'Europe.

C'est donc un fait digne de remarque que celui-ci, et l'opinion du médecin distingué que nous venons de citer, opinion exposée avec la gravité et la modestie du véritable savoir, n'est pas pour nous un simple renseignement, c'est une autorité.

Nous pourrions citer, à l'appui de cette doctrine, des documents puisés dans les voyages en Libye, en Perse et en Chine. Un confrère dont le talent et le caractère sont appréciés de tout le monde, M. Nélaton, nous a communiqué que M. le docteur Tessier, jeune médecin voyageur, qui a vécu pendant quatre mois avec les Osages, qui a partagé leurs plaisirs, leurs exercices et leurs fatigues, affirme que les hernies sont inconnues parmi eux.

Si nous nous reportons, toujours au point de vue de notre sujet, à ce qui a dû exister dans l'antiquité, on trouve que dans l'unique passage où Hippocrate en fait mention (liv. II des Épid., v. 71, trad. de Cornario), il est impossible de préciser s'il a voulu parler des ruptures s'étendant de la région inguinale au pubis, ou bien des hernies de la ligne blanche. Cette dernière interprétation est cependant la plus vraisemblable, parce qu'il décrit, dans la même phrase, les symptômes qui accompagnent cet accident, lorsqu'il existe autour du nombril. S'il avait voulu décrire la hernie inguinale, il n'aurait pas manqué d'indiquer son prolongement dans le scrotum, qui est le signe le plus saillant de cette maladie arrivée à un certain degré.

M. Malgaigne nous démontre que la chirurgie grecque, dans tout son éclat au siècle de Périclès, avait ses professeurs, ses écrivains, ses praticiens de deux ordres et même ses charlatans. Au milieu de cette époque, Hippocrate grandit tout à coup, devint le premier et jusqu'ici le plus puissant peut-être des réformateurs. Si rien n'est comparable, dans l'antiquité, à son Traité de l'officine, des fractures et des articulations, si les travaux des derniers siècles et de nos contemporains sur les mêmes sujets, ont de la peine à égaler ce chef-d'œuvre, bien qu'ils l'aient pris pour modèle et qu'ils aient pu puiser à des sources plus nombreuses, comment admettre que les hernies, plus faciles à observer, aient échappé à ce puissant génie qui régit la médecine depuis plus de deux mille ans? Il nous semble que la meilleure raison que l'on puisse en donner, c'est qu'elles étaient trop rares pour fixer son attention.

Environ un demi-siècle plus tard, Proxagoras de Cos, qui s'adonna spécialement à l'anatomie, et qui eut pour disciple Hérophile d'Alexandrie, guérissait la passion iliaque, l'orsqu'il l'avait vainement combattue par les vomitifs et les autres moyens, en ouvrant le ventre et même l'intestin qu'il désobstruait, et recousant ensuite les parois de la cavité. Mais comment le hardi chirurgien qui a pratiqué une opération aussi grave, qui a même ouvert l'intestin, que l'on réunit encore si difficilement aujourd'hui, malgré les immenses progrès de l'art, omet-il de décrire la maladie qui motive cette opération, et pourquoi ceux qui l'ont suivi ne l'ont-ils pas répétée? Qu'il eût affaire au volvulus ou à la hernie étranglée, le mot *guérissait* ne doit-il pas au moins paraître un peu suspect?

Il résulte de là, que si les hernies étaient si peu connues en Grèce et dans les autres pays parcourus par le divin vieillard, il est extrêmement vraisemblable qu'elles n'étaient pas aussi communes qu'elles le sont aujourd'hui parmi nous; d'autant plus qu'il a décrit l'inflammation de la matrice, et une foule d'autres maladies bien plus difficiles à diagnostiquer.

C'est dans la première école d'Alexandrie que la doctrine et la thérapeutique des hernies paraît avoir pris naissance, et Celse, le seul auteur qui nous fasse connaître ces travaux, vivait trois ou quatre cents ans après Proxagoras; il cite Mégès, Gorgias et Héron comme ayant fait connaître la nature des tumeurs qui se manifestent autour de l'ombilic. Il décrit parfaitement les entérocèles et les épiplocèles inguinales et scrotales et explique leur formation par la rupture du péritoine, qui enflammé, s'est rompu sous le poids des viscères ou a été déchiré par l'effet d'un coup. Ce qui laisse entrevoir évidemment qu'il attribuait généralement les hernies aux accidents. Chez l'adulte on ne connaissait d'autre traitement que l'opération, et elle consistait dans la destruction du sac par la compression, la ligature, les caustiques ou l'excision, pour obtenir ensuite une cicatrice large et solide.

Mais dans les cas d'étranglement et lorsque la

hernie n'était pas réductible, on prévoit que leurs procédés étaient bien difficilement applicables.

L'étude des hernies ne fit pas de grands progrès dans les siècles suivants, et lorsque les sciences et les arts se réfugièrent chez les Arabes, pendant les ténèbres du moyen âge, l'aversion de ces peuples pour les opérations sanglantes les porta à préconiser par-dessus tout l'usage des emplâtres et à donner la préférence au cautère actuel dans l'opération de la hernie. C'est dans cet état que la science des hernies est arrivée jusqu'au dix-septième siècle, où elle a progressé avec les autres branches de la chirurgie, pour acquérir le degré de perfection qu'elle possède aujourd'hui, au point de vue opératoire.

On voit, d'après cette courte digression historique, que la Grèce, du temps d'Hippocrate, devait présenter peu de hernies, tandis qu'en Égypte et en Italie, quelques siècles plus tard, ces affections ont été assez fréquentes pour fixer l'attention d'observateurs moins célèbres. Nous ne connaissons aucun document qui puisse nous donner la solution de cette différence et qui démontre qu'il existait chez ces peuples, souvent confondus, quelques usages, quelques habitudes qui viendraient confirmer ou combattre notre système. Mais nous persistons à croire jusqu'à preuve contraire, que si les hernies avaient été aussi répandues qu'elles le sont en Europe aujourd'hui et avaient été suivies d'accidents aussi formidables, le père de la médecine, qui ne leur a consacré qu'une phrase obscure, en aurait fait sinon l'objet d'un traité spécial, au moins le sujet de quelques considérations générales que l'on trouverait au milieu de ces trésors, où la science moderne vient encore puiser tous les jours.

Il sera peut-être agréable au lecteur, fatigué de nos théories, de trouver ici quelques documents sur les usages d'autrefois, qui le mettront à même de juger de leur action sur l'économie humaine. Nous allons les emprunter à l'ouvrage monumental du bénédictin Dom Bernard de Montfaucon, où se *trouve décrit et représenté par des gravures remarquables, d'après des bas-reliefs, tout ce que l'homme a inventé dans l'antiquité, tant pour la nécessité que pour la commodité et pour le plaisir.* L'art des vêtements y occupe naturellement une des premières places. D'après cet auteur, l'habit le plus ordinaire des Grecs était la tunique, appelée chez eux χιτὼν, espèce de robe qui descendait jusqu'aux genoux et quelquefois jusqu'aux talons; elle était également usitée chez les Romains, mais chez ceux-ci, elle avait les manches longues et extrêmement larges, tandis que chez les Grecs, les manches étaient assez courtes.

Outre cette tunique extérieure, plusieurs en portaient une autre, sur la peau, qui tenait lieu de la chemise d'aujourd'hui; leur largeur rendait une ouverture sur le devant inutile et on la serrait avec une ceinture, qui est partout représentée sur les côtes, au-dessous des seins. Elles étaient, selon les qualités ou les professions, relevées par devant ou sur les côtés.

Ces deux tuniques étaient recouvertes quelquefois par la chlamyde, usitée chez les Grecs, espèce de surtout qui se bouclait sur l'épaule droite, de manière à laisser le bras libre, ou par la chlêne, autre espèce de surtout ordinairement garni de fourrures, pour préserver du froid et de l'injure des saisons.

Le manteau, de date plus ancienne, primitivement en usage chez les Grecs, devint plus tard commun aux Romains, il pouvait faire plusieurs tours sur le corps, mais n'avait pas de collet.

La toge, habit d'honneur chez les Romains, importée de l'Ionie, était encore un vêtement de dessus; on est peu d'accord sur sa forme, elle importe peu à notre sujet.

D'autres vêtements plus courts servaient aux gens de guerre, comme la saie chez les Gaulois ainsi qu'on le remarque sur les bas-reliefs des monuments de l'antiquité.

Les femmes portaient aussi la tunique, mais toujours très-ample et très-longue, ne couvrant souvent qu'une épaule, laissant, comme le dit le savant bénédictin, à *l'admiration des galants un bras d'ivoire ou quelquefois une petite partie de la poitrine, qui faisait désirer le reste;* un surtout plus ou moins long recouvrait la partie supérieure, c'était tantôt un voile, tantôt une espèce de chlamyde légère plus ornée. Mais c'était spécialement la coiffure qui les distinguait.

Les dames grecques ne faisaient pas de grands frais de toilette, si on en juge par la simplicité de la femme de Phocion. Élien dit « qu'elle portait le manteau de son mari et négligeait les parures, son vêtement était premièrement la modestie et ensuite tout ce qu'elle pouvait trouver pour se couvrir.

Cette simplicité caractérisa longtemps aussi les dames de la république romaine ; mais sous l'empire, les ornements de prix et les plus brillantes parures engendrèrent un luxe inouï : on évaluait la valeur des parures de la toilette ordinaire de Lollia Paulina à trois millions d'écus. On portait alors plusieurs tuniques les unes sur les autres et la plus riche était celle de dessus qu'on nommait la stole. Seulement, ce qui est remarquable, pour notre sujet, c'est qu'au milieu des modes qui changeaient comme aujourd'hui, on sut mieux respecter la liberté des organes et des fonctions, quoique l'on se servît déjà d'un corsage pour dissimuler l'embonpoint.

Les Égyptiens, avant l'introduction des mœurs grecques, portaient, dit Hérodote, des tuniques de lin frangées par le bas, qu'ils recouvraient d'autres vêtements de laine.

Les Assyriens, les Perses, les Mèdes, les Phrygiens, d'après Xénophon et Strabon, se servaient également de la tunique avec un pardessus. Les vêtements des Parthes, des Scythes, et des Daces étaient encore mieux connus : leurs tuniques descendaient jusqu'aux genoux et les manches recouvraient les mains ; ils étaient ceints sur les hanches et portaient, par-dessus la tunique, la chlamyde ou le manteau qui descendait très-bas. Il n'y avait presque pas de différence entre ce costume et celui des nations germaniques et gauloises ; toutes ces nations, dit Suétone, portaient aussi les braies ou anaxyrides, pour se garantir de l'action du froid.

Les Espagnols, les Maures, les Numides et presque tous les peuples qui vivaient sous un ciel brûlant, avaient des vêtements plus légers et plus appropriés à la température de leur climat; ils paraissaient souvent à cheval, les jambes, les cuisses et les pieds nus. Les Carthaginois semblaient seuls faire exception à cet usage. Plaute dit qu'ils portaient des tuniques très-amples et que les manches recouvraient la main et les doigts. Tertullien dit aussi qu'ils ne portaient pas de ceintures.

La tunique, avec ou sans ceinture, a donc été en quelque sorte le vêtement primitif et universel des peuples ; destinée à assembler l'ampleur des vêtements, jamais à serrer le corps et toujours placée au-dessous des seins ou sur les hanches, la ceinture ne pouvait pas nuire. Que l'on compare ces costumes à ceux de notre époque, dans l'un et l'autre sexe, on sera bien forcé de reconnaître que si les modes actuelles, plus gracieuses et plus dégagées, sont moins embarrassantes, elles assujettissent beaucoup plus les organes, et leurs inconvénients contre-balancent certainement, par le vice de leur forme, les autres avantages qu'elles ont sur celles de l'antiquité. Nous sommes moins souvent décimés par les maladies, qu'engendraient chez nos pères les privations inévitables, ou par des miasmes impurs auxquels on ne pouvait se soustraire; mais nous sommes en revanche minés sourdement par des affections qui naissent de nos habitudes et qui étaient, sinon inconnues, du moins beaucoup plus rares autrefois. La civilisation a ses inconvénients comme ses avantages. Il faut convenir cependant, que depuis quelques années, une réaction favorable semble s'opérer, au moins en ce qui concerne l'habillement des hommes : espérons que le bon sens finira par faire justice du caprice, et que la santé des femmes participera bientôt aux avantages de ce progrès.

Les hernies ne commencèrent à être sérieusement étudiées que sous les Césars ; elles n'ont pas été décrites chez les Grecs, du temps d'Hippocrate, comme nous l'avons dit plus haut : n'existaient-elles pas ou étaient-elles simplement méconnues? Nous maintenons notre dire ; il n'est pas raisonnable d'admettre qu'elles n'eussent pas fixé l'attention du père de la médecine, si elles avaient approché de la fréquence actuelle. Quelques raisons même peuvent être présentées à l'appui de cette opinion. Presque tout le monde faisait la guerre dans l'antiquité ; mais outre que les cuirasses étaient moins lourdes qu'au moyen âge, elles étaient disposées de manière à respecter fidèlement les formes : dans quelques-unes qui nous sont connues par les monuments, on croirait sans leurs ornements, voir les guerriers tous nus; nous ferons remarquer aussi qu'il peut naître quelque différence de leur dénomination. La cuirasse, θώραξ, des Grecs, quelquefois appelée *thorax* chez les Latins, se nommait beaucoup plus souvent *lorica*. En effet, les peuples de l'Italie se servaient plus souvent de lanières de cuir que d'airain pour leurs cuirasses, ce qui est confirmé par les belles gravures de l'ouvrage du savant bénédictin, tirées de médailles ou bas-reliefs. Dans celles qui représentent les marches de l'armée romaine, on voit en tête, à pied ou à cheval, des hommes revêtus de cuirasses pleines qui dessinent toutes les formes du corps; et presque tous les autres sont ceints de lanières, au nombre de cinq ou sept, qui enveloppent le tronc, depuis le bas-ventre jusqu'aux aisselles, et s'agrafent par-derrière ou par-devant; d'autres plus étroites, qui varient à peu près dans la même proportion, protégent les épaules. Partout où l'on représente quelques travaux militaires, comme des approvisionnements, des campements ou l'érection de quelque monument, on ne remarque que ce genre de costume, ou des travailleurs vêtus de la simple tunique, qui descend jusqu'au genou.

Les Perses, les Mèdes et beaucoup d'autres peuples de l'Asie portaient, d'après Hérodote, des cuirasses de lanières à peu près semblables ou plus larges, elles étaient recouvertes de lames de fer disposées en forme d'écailles. Les cottes d'armes métalliques ou de tissus végétaux, serraient aussi beaucoup le corps. Xénophon parle de cuirasses qui descendaient jusqu'au bas-ventre, et que l'on entourait de grosses cordes fort serrées. La richesse des musées d'artillerie nous dispense de décrire les armures du moyen âge et de la chevalerie.

Ne serait-ce pas à cet usage, déjà répandu, d'envelopper le buste tout entier avec des lanières, plus ou moins serrées, que l'on dut l'accroissement des hernies, devenues de plus en plus fréquentes à mesure qu'on a emprisonné le corps et intercepté la circulation de l'air sur la peau autour du corps?

Après ces preuves empruntées à l'histoire, nous pouvons en invoquer une autre tirée de la nature. On procède souvent en médecine, pour arriver à l'inconnu, par l'anatomie et la physiologie comparées : on nous permettra d'en faire usage pour éclairer la partie théorique de notre sujet.

Parmi les espèces qui s'éloignent le moins de l'homme, on trouve les organes et les fonctions que l'on a signalés comme le siége et la cause des hernies : sans remonter plus haut, les grands mammifères, et parmi eux ceux, qui servent à nos travaux journaliers, ont un cordon et un anneau ombilicaux, des canaux inguinaux, des cordons spermatiques et des testicules ; cependant chez eux, loin d'être commune, la hernie est une très-rare exception. Pendant une quinzaine d'années, elle n'a été observée qu'une fois sur plusieurs centaines d'animaux de l'espèce bovine employés à l'agriculture et aux charrois. Deux maîtres de poste qui emploient depuis dix à douze ans, de 80 à 100 chevaux, alternativement au labour et aux services publics, n'ont observé en tout que cinq hernies. Des éleveurs, que nous avons interrogés sur cette question, nous ont dit avoir vu, quelquefois, la hernie ombilicale survenir chez les jeunes animaux à la suite d'arrachement du cordon ou de suppuration de cette partie, mais jamais de hernies inguinales qui puissent correspondre à celles que nous appelons congéniales chez les enfants.

Mais, quoique les soins donnés aux jeunes animaux soient à peu près nuls, la hernie ombilicale est chez eux incomparablement plus rare que chez nos enfants, entourés de mille précautions.

Si l'on passe aux causes physiques, qui peuvent développer plus tard les hernies inguinales, on trouve que les efforts, considérés comme la cause la plus habituelle, sont quotidiens chez nos animaux domestiques. Qui n'a pas été étonné de leur docilité, presque passive, au milieu des travaux les plus rudes? Qui n'a pas éprouvé une impression pénible, en les voyant tomber sous la charge, se relever rapidement et se livrer à des efforts inouis, augmentés souvent par la brutalité de l'homme, quelquefois par la frayeur!

Il est facile de comprendre que l'attitude horizontale des animaux affranchisse les femelles de la hernie crurale, malgre même leurs nombreuses portées; mais si l'on considère l'attitude verticale comme une prédisposition à l'affaiblissement du bas-ventre chez l'homme, cette cause préservatrice de la hernie crurale, chez les quadrupèdes, devient une prédisposition plus forte pour la hernie ombilicale et les écartements de la ligne blanche. Cependant l'expérience nous démontre que cette variété, peut-être un peu plus fréquente que les autres, est encore bien loin des cas si nombreux qui affligent notre espèce.

A quoi donc attribuer cet heureux privilége, sinon à la liberté dont jouissent leurs volumineux organes, au concours que se prêtent mutuellement les cavités thoracique et abdominale, à cet admirable équilibre qui protége les fonctions, qui fait la force, et que l'empirique despotisme de la mode n'a jamais altéré ?

Si l'on nous permet de continuer encore ces rapprochements d'anatomie et de physiologie comparées, nous ferons remarquer que l'utérus, placé d'une manière différente chez la femelle des animaux, est exempt de la plupart des infirmités de notre espèce et surtout des altérations organiques. On attribuera probablement cette différence à la continuité du rapprochement des sexes, en dehors du but de la reproduction. Cette distinction peut exister entre l'homme et les animaux, on doit en tenir compte ; mais qui oserait soutenir qu'on est plus sobre de ces rapprochements dans les campagnes que dans les villes? Cependant il est démontré, pour tout le monde, que les affections de la matrice ne sont pas également communes dans toutes les classes de notre état social, dans tous les pays et même dans toutes les contrées d'un même pays; d'un autre côté on trouve à peu près autant d'affections de cet organe chez les femmes de bonnes mœurs que chez les femmes débauchées; il y a par conséquent une autre cause que le libertinage ou le simple abus : nous pensons que c'est à la vie sédentaire et à la gêne continuelle de leurs habillements, que les femmes des villes doivent le fatal privilége d'en présenter de plus fréquents exemples.

Quant au sexe masculin, ce n'est pas seulement par leur action mécanique sur les organes, que les formes vicieuses des vêtements sont nuisibles, elles s'opposent encore à l'action tonique du renouvellement de l'air sur la peau. Nous avons expliqué, plus haut, le mécanisme du tiraillement des cordons sur l'anneau interne par le poids des testicules; il est encore accru par le relâchement du scrotum, et celui-ci est d'autant plus relâché, que la température ambiante est plus humide et plus concentrée. Les enveloppes de l'appareil génital externe, chez l'homme, acquièrent des proportions plus grandes sous les vêtements qu'à l'air libre, par la chaleur que par le froid. Il suffit, pour preuve de cette assertion, d'observer la différence de ces organes au sortir d'un bain froid ou d'un bain chaud, par une température très-élevée et surtout hygrométrique ou par une température très-basse. Tout le monde a pu voir qu'à l'air libre, même par une forte chaleur, le passage des sécrétions à l'état de vapeur entretient la contractilité de leurappareil musculaire dans les proportions normales, et que le froid l'exagère au point de remonter le testicule vers l'anneau, de crisper les téguments et de réduire tout l'appareil à l'état presque rudimentaire.

Un fait qui confirme ce relâchement de l'appareil génital comme cause de hernies, c'est que cet accident, assez rare chez les chevaux, ne s'observe presque jamais chez ceux qui ont subi la castration; dans l'espèce bovine où cette opération est ordinairement pratiquée, on ne voit que des hernies ombilicales ou sur le trajet de la ligne blanche.

INCONVÉNIENTS DE QUELQUES VÊTEMENTS.

Examinons, pour terminer la partie théorique de ce travail, si, au point de vue hygiénique, les habillements de notre époque ne le cédent pas à ceux de l'antiquité dans l'un et l'autre sexe. Ceux des premiers peuples, d'une ampleur gênante, donnaient à l'homme plus de dignité, laissaient plus de liberté aux fonctions de la vie organique; mais ils embarrassaient trop les mouvements, ils étaient incommodes, pour les habitudes journalières.

Le moyen âge, qui estimait surtout la force et les formes, fit usage de hauts-de-chausses, de justaucorps, qui faisaient en quelque sorte autour du tronc et des membres l'office d'une vaste aponévrose, et dès lors la mobilité des cavités, les variations de volume des viscères devaient souffrir de cette compression uniforme; les sécrétions, souvent condensées sur la peau, engendraient les inconvénients du défaut de renouvellement d'air.

Les braies de l'antique Gaule, usitées dans presque toutes les contrées froides ou tempérées de l'Europe et de l'Asie, ont subi, selon les temps et les peuples, mille modifications de forme et de dimension, et la culotte des derniers siècles n'en est qu'une transformation. Mais si elle avait l'avantage de faire ressortir la richesse du système musculaire des membres inférieurs, elle en accusait aussi beaucoup plus souvent la pauvreté, et le plus grand nombre accepta avec empressement, au commencement de ce siècle, le pantalon actuel, qui emprunta son nom à la scène italienne. Chaque pays a pour ses usages, bons ou mauvais, une incroyable ténacité; l'Angleterre fit à plusieurs reprises de vains efforts pour imposer le *vêtement nécessaire* aux montagnards écossais, et malgré les deux bills des culottes, les moins récalcitrants, se conformant à la lettre, ne se résignèrent à le porter... que sur l'épaule ou au bout d'un bâton. Cet exemple de prétentions futiles ou ridicules n'est pas sans analogues dans l'histoire.

La différence de forme et de longueur de ces deux vêtements importerait peu à notre sujet, s'ils avaient la même action sur l'économie; mais l'un était fixé sur les hanches avec des boucles ou un lacet, l'autre remontait sur différents points de l'abdomen et même jusque sous les bras, comme au temps de l'empire. Leurs inconvénients sont en rapport direct de la compression qu'ils exercent sur les viscères : on peut les diminuer en éloignant la ceinture du point de l'abdomen qui prend le plus de développement, et les rendre tout à fait nuls en les fixant au-dessus ou au-dessous des diamètres les plus variables des deux cavités. Avec cette précaution les fonctions digestives et respiratoires pourraient s'exécuter avec leur entière liberté.

Les anciens n'avaient pas de vêtements de dessous autour du bas-ventre : l'air y pénétrait facilement sous la tunique; les sécrétions ne séjournaient point sur la peau, le scrotum n'était pas relâché par la concentration d'une chaleur humide, et c'est à ces circonstances, jointes à l'absence de pressions continues sur l'abdomen par des ceintures indépendantes ou fixées aux vêtements, que nous croyons devoir rapporter la rareté des hernies dans l'antiquité. L'histoire nous démontre qu'à mesure qu'on s'éloigne de ce principe physiologique, leur nombre va de plus en plus croissant jusqu'à nos jours où plus d'un dixième de la population est victime de l'exagération des coutumes modernes : si plus de trois millions de nos semblables sont affligés de ces infirmités, en France seulement, pendant que les animaux en présentent des cas si rares et que certains peuples qui nous le cèdent sous tant d'autres rapports en sont presque exempts, la différence mérite bien la peine qu'on s'efforce de remonter à leur véritable origine, s'exposât-on même à des inductions quelquefois trop théoriques et un peu hardies. La gravité du sujet et la manière nouvelle de l'envisager suffiraient pour les rendre excusables.

La tunique fut longtemps, comme nous l'avons dit, commune aux deux sexes dans l'antiquité; c'étaient principalement la coiffure et les ornements qui distinguaient le costume des femmes. L'usage des corsets ne fut pas connu en Grèce, l'ampleur des vêtements le rendait inutile; l'habitude de soutenir et séparer les seins à l'aide d'un petit corsage fut connue des Romains, dès les premiers temps de la république, et il est, dit-on, encore en usage chez les Indiens, qui emploient dans ce but un tissu élastique dont la finesse et la transparence ne permettent pas de le distinguer de la coloration naturelle de la peau; il paraît que la perfection de ce moyen protége admirablement la forme sphéroïde de ces attributs de la jeunesse et leur conserve jusqu'à l'âge avancé une fraîcheur inconnue parmi nous.

Rome, enrichie des dépouilles du monde entier, vit bientôt augmenter ses besoins. Le luxe de la toilette fut un des premiers, et lorsque la satiété eut amené l'insuffisance des parures et des ornements d'un prix fabuleux, on chercha à se créer de nouveaux charmes en faisant violence à la nature, et c'est alors que les premiers corsages furent employés pour combattre et dissimuler l'embonpoint; mais c'était déjà reconnaître une grâce particulière dans les formes délicates, et c'est ainsi que commencèrent à prendre faveur les corsets destinés à rendre la taille plus svelte et plus mince. Cette mode, plus ou moins exagérée, a traversé le moyen âge pour devenir tout à fait abusive aux siècles derniers, surtout en Allemagne. On ajouta aux tissus des corsets, des baleines et même des plaques de fer, qui furent aussi adoptées en France, dans la haute société. Cette mode exerça de cruels ravages sur la constitution des femmes. Ce fut en vain que Riolan, premier médecin de Catherine de Médicis, Winslow et plusieurs autres célébrités après eux, signalèrent la dépression des côtes, l'affaiblissement du système musculaire du tronc et la déviation de la taille qui en étaient la conséquence. Cette coutume régna, en despote, en dépit de l'art et de la raison. L'empereur Joseph II, frappé du grand nombre de femmes contrefaites qui fréquentaient sa cour, et sachant que la pression des corps baleinés était en partie la cause de ces difformités, rendit un décret pour interdire l'usage du corset dans les maisons d'orphelines, dans les couvents et les institutions de son empire; mais les sages vues de ce prince ne furent point accomplies, le despotisme de la mode prévalut, et son édit eut le même sort que le bill des culottes.

Il est probable, cependant, que ces louables efforts ne furent pas tout à fait perdus et qu'ils préparèrent la réforme qui ramena, il y a un demi-siècle, à une nouvelle imitation du costume grec. Les corsets dépouillés de leur charpente, soutenaient les seins, servaient en même temps à supporter la robe et n'exerçaient aucune pression douloureuse ou gênante sur les viscères; mais les belles formes et les difformités n'y trouvaient pas leur compte: les premières perdaient trop de leurs avantages, les secondes n'étaient pas suffisamment dissimulées, et l'on revint bientôt aux buscs et aux baleines. Reconnaissons, pour être justes, que les corsets d'aujourd'hui sont mieux appropriés aux inflexions naturelles du corps, qu'ils en dessinent et respectent mieux les élégants contours, et qu'ils permettent encore quelques mouvements de flexion, au moins en avant; mais si les systèmes osseux et musculaire sont moins tourmentés, en est-il de même pour les viscères contenus dans les deux cavités du tronc? Nous allons citer, pour éviter tout soupçon d'exagération, quelques lignes tracées par le docteur V. Duval, spécialiste distingué, qui s'occupe depuis longtemps d'orthopédie.

« Les corsets que l'on porte aujourd'hui ont pour effet d'amincir la taille, de dissimuler un trop grand embonpoint ou des difformités: instrument de mensonge, soit qu'il réprime, soit qu'il cache ou qu'il exagère; pour parvenir à ses fins, il faut que le corset embrasse la poitrine, tout l'abdomen et une partie des hanches; qu'il soit fait de coutil fort et garni, d'espace en espace, de solides baleines, et muni, dans la partie antérieure, d'une lame de baleine ou d'acier, de la largeur de deux à trois doigts, et qu'on nomme busc : ce busc est introduit dans une coulisse située à la partie antérieure du corset, de manière que sa partie supérieure appuie sur le sternum et sépare les seins, qui souvent s'en trouvent froissés ; sa partie inférieure appuie sur l'estomac en se prolongeant sur l'abdomen.

« L'action de ces corsets à busc, quand on a l'habitude de les porter serrés, est très-préjudiciable à la santé ; ils agissent contrairement à la nature, en amincissant la partie la plus évasée de la poitrine, celle qui est formée par les fausses côtes. Tout le monde sait que la poitrine forme un cône dont le sommet est en haut et la base en bas ; or les corsets, plus serrés vers le milieu du torse, rétrécissent la base de la poitrine, partie du tronc qui doit être naturellement la plus large. De la sorte, ils compriment et déplacent les principaux organes, et les intestins correspondant à l'endroit le plus serré, s'échappent au-dessus et au-dessous de ce lieu et se dirigent vers la poitrine et le bassin. Dans le premier cas, ils compriment le foie, la rate et l'estomac, refoulent le diaphragme, qui se voûte vers la poitrine ; d'un autre côté, les parties, qui sont poussées vers le bassin, compriment la vessie, l'utérus, etc.

« De la compression de ces différents organes, il résulte une grande gêne pour tous les viscères et les principales fonctions : la respiration est très-gênée par le serrement des fausses côtes et le refoulement du diaphragme vers les poumons ; la circulation du sang est aussi troublée par la gêne de la respiration et la compression du cœur et des gros vaisseaux. Le sang alors se trouve retenu en trop grande quantité dans les vaisseaux de la poitrine, de la tête, de l'utérus, ce qui occasionne une espèce de regorgement qui, selon les dispositions individuelles, peut donner lieu à des palpitations, à des oppressions, à des phthisies, des vertiges, ou même à de véritables apoplexies, à des pertes utérines, à des affections hystériques, des vapeurs, etc.

« Voilà les principales maladies que l'usage des corsets serrés peut occasionner ; mais c'est principalement chez les jeunes filles que l'emploi de ce vêtement est pernicieux. Souvent, pour avoir voulu embellir la taille, on a déformé le torse, compromis ou entravé la crue, en même temps qu'on fomentait, chez les jeunes personnes, le germe de ces maladies auxquelles on doit attribuer beaucoup de morts prématurées. Les corsets agissent chez les jeunes filles, en s'opposant au développement de la charpente osseuse de la poitrine et au libre exercice des viscères qu'elle renferme. Les poumons et le cœur sont en effet gênés dans leur action, et de là résultent des irritations pectorales qui compromettent gravement la santé et souvent la vie. L'irritation des organes pectoraux empêche le sang de se porter vers l'utérus, et telle est l'une des causes les plus fréquentes de l'aménorrhée et de la chlorose. Quant à la compression du torse, indépendamment des désordres que nous venons de signaler, elle est très-souvent la cause la plus active des distorsions vertébrales; car elle agit en comprimant les muscles du tronc, et par conséquent en entravant leur développement; alors ces muscles n'ont en effet plus assez de force pour soutenir l'épine dans sa rectitude normale. »

Telle est l'appréciation du docteur Duval qui n'est cependant pas hostile aux corsets, qui en fait usage dans la pratique, pour corriger les mauvaises attitudes et combattre les déviations, etc., etc... C'est aussi l'opinion presque universellement admise par les médecins; mais ces inconvénients reconnus, on peut avec autant de raison leur imputer quelques autres maladies qui ont échappé à l'attention de cet observateur : telles sont les hernies, les avortements si communs dans la société, quelquefois la stérilité, les abaissements, les déviations et les chutes de l'utérus; ses engorgements chroniques, ses dégénérescences, les ulcérations et les granulations de son col et un bon nombre de cas de flueurs blanches, causes ou effets de ces affections.

Ces maladies ne furent jamais aussi communes que de nos jours ; quelques-unes même étaient ignorées anciennement. Plusieurs confrères pensent que leur fréquence est plus grande, parce qu'elles sont mieux connues ; quant à nous, notre conviction est qu'elles sont réellement plus communes et qu'il faut en accuser les habitudes vicieuses de notre civilisation ; cette opinion est fondée sur les inconvénients qui résultent de la forme actuelle des corsets.

Les anciens corps baleinés avaient la forme d'un cône à sommet inférieur appuyé sur le pubis ; le bas-ventre se trouvait soutenu dans toute son étendue, et les intestins ne pouvaient être refoulés sur la vessie et la matrice ; c'était surtout le thorax qui en souffrait. Les corsets d'aujourd'hui présentent un étranglement qui correspond à l'épigastre et aux fausses côtes : une partie des viscères remonte vers la poitrine ; la partie inférieure est refoulée dans le bassin, et l'utérus est alors exposé à toutes les conditions défavorables qui résultent de sa situation et de ses fonctions. Les ligaments cèdent à leur pression, la matrice s'abaisse ou s'incline : de là des déplacements à divers degrés ; le col, au lieu d'être suspendu au fond du vagin, repose sur sa paroi postérieure : celle-ci est habituellement distendue par l'accumulation des matières fécales, et à chaque mouvement du tronc sur le bassin, à chaque impulsion que le diaphragme ou les muscles abdominaux impriment aux viscères, l'orifice de la matrice heurte contre la tumeur stercorale ou frotte au moins sur la paroi vaginale ; pour peu que les rapports sexuels occasionnent, à leur tour, des contusions trop souvent répétées sur cet organe et qu'il se trouve ramolli par l'accroissement des sécrétions qui en est la première conséquence physiologique, on pourra se rendre compte de la fréquence actuelle des maladies de l'utérus et de leur tendance naturelle à la chronicité.

La plupart des vêtements des hommes et les ceintures libres, trop généralement répandues ou du moins mal placées, méritent tous les reproches que nous venons d'adresser aux corsets. S'ils sont en rapport avec la forme extérieure du corps humain, ils nuisent évidemment à la mobilité des parois antérieures du torse, s'opposent aux alternatives d'expansions et de contractions indispensables aux fonctions respiratoires et digestives, forment un étranglement au milieu de l'ovoïde représenté par les deux cavités, et c'est quand l'organisme est surpris dans ces conditions, que les contractions musculaires et les violences extérieures occasionnent aussi souvent le déplacement des viscères ou leur irruption hors de la cavité abdominale.

Nous ne trouvons pas de meilleure explication pour suppléer à l'insuffisance des notions actuelles sur l'origine des hernies et justifier leur fréquence parmi nous. Sur 1260 jeunes gens de l'arrondissement de Corbeil, tombés au sort, 98 ont été réformés pour des affections de l'appareil génital externe ; ces relevés nous ont fourni 55 varicocèles, 40 hernies : 22 à droite, 18 à gauche ; 2 hydrocèles et 1 sarcocèle. Trouverait-on chez les espèces animales les plus rapprochées de la nôtre, et principalement chez les peuples qui ont des habitudes différentes, une pareille proportion d'infirmités sur le même organe ?

Nous laissons figurer les varicocèles dans ce chiffre, parce que nous ne croyons pas les vêtements étrangers à leur production : en effet, outre l'état de relâchement habituel du scrotum, produit par la chaleur et la transpiration concentrées, les vêtements de dessous ont un autre mode d'action. Les 55 varicocèles de notre relevé ont tous été constatés à gauche. Nous laisserons apprécier au lecteur les explications anatomiques de Morgagni, d'Astley Cooper, de J. L. Petit, de M. Lenoir, et de M. Landouzy, sur l'existence habituelle de cette infirmité au côté gauche; ce dernier chirurgien qui a étudié la question étiologique du varicocèle avec soin, admet comme explication de son existence habituelle à gauche, la jonction à angle droit de la veine spermatique de ce côté avec la veine émulgente, tandis qu'à droite la veine spermatique se rend directement dans la veine cave qui lui est presque parallèle. Cette explication paraît en effet assez satisfaisante, car la collision des deux courants doit refouler la colonne sanguine de la veine spermatique, en raison de sa longueur et de sa direction de bas en haut; mais, d'après quelques anatomistes, cette disposition du confluent des veines spermatique et émulgente gauches serait loin d'être générale, et, parmi eux, M. Nélaton qui a fait aussi des recherches sur cette question, a fait dessiner la disposition de ces deux veines chez 12 sujets disséqués par lui, et chez lesquels la jonction se fait sous un angle aigu et non à angle droit. Les diverses explications de cette singularité ne sont donc pas encore concluantes; il nous paraîtrait utile, pour juger définitivement leur valeur, de vérifier si les dispositions anatomiques présentent cette différence chez les espèces les plus voisines de la nôtre, plus rarement affectées de varicocèle, et si cette infirmité, plus ou moins fréquente chez les différents peuples, ne pourrait pas être attribuée à quelque cause extérieure, à des habitudes particulières.

En attendant que la science soit fixée sur ces diverses questions, nous ajouterons une autre explication tout à fait mécanique qui s'applique également au volume plus considérable du testicule gauche.

Chez presque tous les hommes qui font usage de vêtements étroits, les parties génitales longent la cuisse gauche, et cela par suite d'une habitude commune à presque tout le monde, celle de se servir de préférence de la main droite toutes les fois qu'il est indifférent de se servir de l'une ou de l'autre : c'est ainsi que l'on mange, que l'on se mouche avec la main droite, et que cette même main, par l'habitude de l'action, est toujours prête au mouvement pour les moindres fonctions; c'est elle qui dirige habituellement l'urètre pour l'expulsion des urines, et sa direction naturelle la porte à replacer machinalement les organes au côté gauche plutôt qu'au droit, parce que pour cette dernière position il faut qu'elle soit dans la pronation et un peu fléchie sur le poignet. C'est ce qu'on appelle vulgairement *porter à la prussienne*, parce que cette position est exigée, dit-on, dans la tenue de l'armée prussienne, sans doute dans un simple but d'uniformité. Les bretelles remontant le pantalon, l'entre-jambe relève la bourse droite et la repousse sur la gauche qui se trouve contournée en arrière et pressée entre la cuisse et le pubis; de là chaleur et humidité presque continuelles, dilatation de ses tissus, flexion des vaisseaux et pression par le pénis et la bourse opposée sur le cordon du côté gauche; ce qui n'existe pas au côté droit, qui est plus libre et plus exposé au renouvellement de l'air. Si l'on rapproche cet état accidentel des conditions anatomiques invoquées par les auteurs, on reconnaîtra que c'est une raison physiologique de plus en faveur du varicocèle à gauche et de la prédominance du testicule gauche sur le droit.

Nous n'attachons pas une grande importance à cette explication; mais l'insuffisance des raisons données par les auteurs que nous venons de citer, et la réserve que l'homme doit mettre à reprocher à la nature une erreur ou une imprévoyance, quand il s'agit de son chef-d'œuvre, nous autorisent à publier cette nouvelle théorie, fondée sur des considérations étrangères à l'anatomie. D'ailleurs, il serait facile de la juger par une statistique comparative sur les hommes qui sont assujettis à cette cause et ceux qui en sont exempts, dans les légions prussiennes et les légions des montagnards écossais; nous regrettons que nos relations ne nous aient pas mis à même d'apprendre si les cas de réforme de cette nature existent dans des proportions différentes sur les masses où ces troupes sont recrutées.

Si l'on ne voulait tenir compte que des hernies, il n'y en aurait qu'une sur trente individus réformés; mais ne sait-on pas que l'on enrôle beaucoup de jeunes gens qui ont des hernies peu apparentes au moment de la révision, et qui n'en existent pas moins? Tout ce que le chirurgien peut affirmer, c'est que la hernie n'est pas appréciable au moment de son exploration, car un examen ultérieur, fait dans des conditions différentes, peut la faire découvrir. Nous ferons remarquer aussi que ces hernies ne portent que sur une seule variété; toutes sont obliques; si l'on y ajoute celles de même espèce qui se développent après 20 ans, et la totalité des hernies directes, crurales, ombilicales et de la ligne blanche, on approchera beaucoup de 1 sur 10, si l'on n'arrive pas au delà. Mais à quel chiffre s'élèvera donc la proportion, si l'on doit attribuer la même origine à la plupart de ces nombreuses affections de la matrice, si souvent méconnues dans leurs symptômes, et surtout dans leurs causes ?

Nous le répétons encore en terminant, l'espèce humaine est physiquement, à peu de chose près, la même partout ; si c'était aux imperfections de notre nature que l'on dût attribuer ces infirmités, elles auraient existé de tout temps dans la même proportion et existeraient encore de la même manière chez tous les peuples : le fait contraire étant démontré, c'est dans la civilisation qu'il faut chercher leur source et cesser d'en accuser la nature.

Si la crainte d'abuser des moments de nos lecteurs nous a rendu trop confiant dans leur attention, si dans le cours de ce travail, nous avons parfois mérité le reproche de formuler une opinion au lieu de la démontrer par des faits nombreux, c'est qu'elle nous a paru si simple et si vraie qu'elle porte en elle-même sa preuve, parce qu'elle n'est qu'un résumé des idées écrites dans les impressions de tout praticien observateur. Si nous avons la crainte d'être resté au-dessous de notre tâche, nous avons l'espoir que cette doctrine trouvera plus tard des interprètes plus habiles et qu'elle prendra dans la science des hernies, avec l'autorité de noms plus imposants, le rang qu'elle est digne d'y occuper. Nos convictions sont si profondes à cet égard, que malgré notre courte expérience, nous ne craignons pas d'affirmer, qu'en tenant compte des causes que nous venons de faire connaître, on obtiendra des succès plus nombreux et que ces infirmités qui épargnent les autres espèces, qui ont longtemps respecté nos pères, qui ménagent encore certains peuples, séviront moins désormais parmi nous et les autres peuples qui suivent les mêmes usages.

DEUXIÈME PARTIE.

TRAITEMENT.

Nous croyons être parvenu, dans la partie théorique de ce travail, à établir que la plupart des causes, considérées comme prédisposantes par les auteurs, sont souvent contestables, et que les véritables prédispositions doivent être cherchées dans certaines conditions organiques naturelles ou acquises que nous avons formulées.

L'analyse des causes efficientes nous a démontré que les unes sont des accidents rares en comparaison de la fréquence des hernies, les autres des fonctions nécessaires et prévues de la vie animale, communes aux autres espèces chez lesquelles elles n'occasionnent pas cette infirmité, et nous avons été conduit, en étudiant leur mécanisme, à admettre que, dans la majorité des cas, c'est à la présence des obstacles mécaniques autour du corps qu'il faut attribuer les désordres que ces fonctions sont susceptibles de déterminer.

Ces obstacles qui peuvent devenir, selon les circonstances, causes prédisposantes et occasionnelles, n'excluent pas l'action des violences passagères; mais la pression permanente des vêtements vicieux sur les cavités thoracique et abdominale, dans l'un et l'autre sexe, mérite bien plus souvent ce reproche. Nous avons invoqué comme preuve de cette assertion la rareté de la maladie qui nous occupe dans les espèces les plus voisines de la nôtre, et sa fréquence plus ou moins grande, suivant les habitudes, chez les peuples anciens et modernes.

Si nous sommes parvenu à faire partager notre opinion, le traitement prophylactique découlera naturellement de la connaissance des causes, et il serait oiseux d'y insister; mais si les effets sont produits, si le mal existe, il faut s'occuper, d'abord, de mettre le malade à l'abri du danger présent, de rendre ces diverses infirmités inoffensives pour l'avenir et d'obtenir, s'il est possible, leur guérison radicale.

Nous avons dit que l'esprit philosophique, qui préside aux progrès de notre époque, avait fait justice des opérations empiriques du moyen âge, des emplâtres, des topiques et des remèdes internes que l'effronterie et la cupidité du charlatanisme oseraient seules préconiser aujourd'hui ; mais les services rendus par cette réforme laissent encore beaucoup à désirer, si ce n'est au point de vue opératoire. Nous reconnaissons un progrès dans les résultats obtenus par MM. Jameson, Gerdy, Belmas, Bonnet de Lyon et Velpeau ; mais, outre que tous ces procédés ne sont pas d'une exécution facile, le succès est souvent douteux, et ils ne sont pas exempts de danger, même entre les mains les plus habiles : ceux de Jameson et de Belmas surtout seraient d'une application utile à la suite de l'opération de la hernie étranglée, pour prévenir le retour de l'infirmité ; mais la prudence exclut leur emploi dans les cas où l'existence n'est pas menacée. Nous renvoyons, pour l'appréciation de l'opportunité et le choix du procédé aux excellents traités dont les chirurgiens de notre époque ont enrichi la science.

La méthode du repos horizontal pendant plusieurs mois, remise en honneur par Ravin, est à peu près innocente ; mais son insuffisance pour les cas graves et la nécessité d'un repos aussi prolongé la rendent impraticable. L'homme est trop avide du présent pour se condamner volontairement au repos absolu pour une infirmité fort gênante, il est vrai, mais ordinairement peu dangereuse, et dont il ne redoute point les conséquences : aussi elle a été abandonnée, et les rares guérisons obtenues par le *decubitus* horizontal sont presque toujours le fruit d'un autre accident, qui a nécessité cette position.

Il faut dire aussi que cette théorie a des faits contre elle : on voit souvent apparaître les hernies après de longues maladies suivies d'amaigrissement. Le repos ne paraîtrait donc efficace qu'autant que la constitution se maintient à l'état normal, car si le repos favorise le resserrement de l'anneau ou l'oblitération du sac, l'amaigrissement occasionne en même temps la diminution du volume de l'épiploon et des intestins, et ils peuvent alors s'engager plus facilement dans le sac herniaire, d'ailleurs cette dernière condition n'est pas nécessaire pour que la hernie se reproduise, elle a lieu le plus souvent par la résorption de quelque peloton graisseux qui bouchait le collet du sac; ce point de la science est encore obscur, et c'est sans doute parce qu'on est parti de points de vue différents que les uns ont considéré l'amaigrissement comme cause de hernie, et les autres comme un moyen de les guérir.

Il importe donc pour délivrer l'homme de ces infirmités, non-seulement d'éviter de compromettre son existence, mais encore de ne lui demander que des sacrifices possibles, de tenir compte même de ses intérêts matériels; et c'est à la mécanique qu'il faut encore aujourd'hui, à l'exemple de Carré, de Fabrice de Hilden, de Blegny, de Juville, d'Arnaud, de Camper, emprunter les moyens qui réunissent ces conditions. Mais les règles de l'exécution des bandages, si bien développées par M. Belmas, sont loin d'être faciles à appliquer; aussi, de l'aveu même de M. de B*** qui l'a secondé dans ses expériences mécaniques, si cet auteur a fait un bon livre et imaginé des procédés opératoires ingénieux, il a échoué lui-même dans l'application des préceptes qu'il a posés.

Avant de décrire les appareils que nous avons fait exécuter après des tâtonnements longtemps infructueux, nous résumerons en quelques mots les principales règles du taxis, parce que le choix et l'application des bandages doivent être précédés de cette opération, et elle n'est pas toujours d'une exécution facile.

—

On appelle *hernie* toute tumeur formée par la sortie d'un viscère hors de la cavité qui le renferme : il n'est ici question que de celles qui résultent de la sortie d'une portion du tube digestif ou de l'épiploon par les ouvertures abdominales. La définition n'est peut-être pas à l'abri de tout reproche, parce que la hernie réduite momentanément n'existe pas moins pour le malade et le praticien, quoiqu'il n'y ait plus de tumeur ; elle peut aussi être très-petite et disparaître sous les téguments, ou n'exister que dans l'anneau interne, sans faire saillie extérieurement ; il ne faut donc pas toujours s'en rapporter exclusivement à ses sens, il est bon quelquefois de tenir compte des impressions du malade. Nous connaissons un personnage qui a été considéré comme herniomane par des chirurgiens très-célèbres, quoiqu'il soit affecté de deux épiplocèles ; aussi toutes les fois qu'un malade accuse dans l'aine une douleur gravative qui disparaît par le *decubitus*, ou qui est soulagée par la pression du doigt sur l'anneau interne, nous lui conseillons un bandage pour comprimer le point douloureux, et nous n'avons eu qu'à nous louer de cette précaution.

La dénomination d'*anse intestinale,* pour désigner la portion du tube digestif engagée dans l'ouverture, n'est pas non plus toujours bien exacte; dans toutes les hernies peu volumineuses, ce n'est point une anse, mais bien un segment, plus ou moins dilaté, d'une circonvolution, qui forme une espèce de poche dans l'ouverture, sans que la continuité du canal soit interrompue. S'il y a étranglement, la portion qui est sortie affecte souvent la forme d'un champignon; c'est ce qui a presque toujours lieu dans la hernie crurale. Ici comme dans toutes les autres variétés, lorsque la tumeur bien constatée est exempte d'accidents, on parvient habituellement à en faire la réduction; mais il n'en est pas toujours de même quand il y a engouement, inflammation ou étranglement des parties; cette manœuvre, qu'on désigne par le nom de *taxis*, est environnée de difficultés quelquefois insurmontables, et si les tentatives ne sont pas suivies d'un prompt résultat, elles ont l'inconvénient d'accroître les accidents. Nous allons indiquer quelques précautions qui nous ont paru de nature à augmenter les chances de succès, qui vont certainement devenir plus grandes encore avec les merveilleuses propriétés de l'éther, parce qu'on n'aura plus à lutter contre la contractilité musculaire et les appréhensions du malade.

Il faut d'abord, disent les traités de chirurgie, que la position du malade soit horizontale, les fesses plus élevées que le ventre et la tête, afin que l'on ait moins de force à employer pour vaincre la résistance; les muscles doivent être dans le relâchement complet, et le patient doit éviter tout mouvement susceptible de contre-balancer les tentatives de l'opération. Le chirurgien, placé du côté de la hernie procède à la réduction ; il passe une main sous la cuisse pour envelopper la tumeur par sa grosse extrémité et la comprime de bas en haut, pendant que l'autre main, placée sur l'origine de la tumeur, l'empêche de remonter vers le ventre et dirige les efforts dans le sens du conduit par lequel elle s'est échappée.

Cette manœuvre, accompagnée de détails secondaires que nous croyons pouvoir épargner au praticien, réussit dans les hernies anciennes et volumineuses, quand l'anneau est très-large; mais en général elle échoue quand l'ouverture est étroite ou irrégulière; et si l'opérateur s'obstine à violenter la tumeur, il aggrave l'état du malade. M. Velpeau a fait observer, avec raison, qu'on n'a jamais tant vu de gangrènes et de ruptures de l'intestin qu'à l'époque où l'on a voulu restaurer le taxis forcé. Nous regrettons d'être en opposition sur ce point avec M. Amussat; mais c'est le plus souvent l'habileté du chirurgien qui fait la valeur du procédé opératoire, et il faut s'abstenir de préconiser des moyens qui peuvent être dangereux entre les mains du plus grand nombre.

Il est de rigueur qu'un professeur ou un chef de service procède avec méthode et se conforme aux préceptes de l'art qu'il doit enseigner ; il trouve toujours dans son expérience, et quelquefois dans l'inspiration du moment, le moyen de suppléer à leur imperfection, mais il ne peut pas en être de même pour l'humble praticien forcément encyclopédiste et moins expérimenté. Souvent préoccupé de la crainte de ne pas réussir, ou ayant les règles peu présentes à la mémoire, il s'expose en les cherchant, à perdre le fruit de ses inspirations; comme il est rare qu'il soit naturellement ambidextre, il court risque, en s'efforçant à le devenir, d'être gauche des deux mains; il est donc plus convenable qu'il se place de manière à confier la manœuvre la plus difficile à la main la plus exercée ; mais il doit surtout, en prenant une position commode, se bien pénétrer préalablement du siége, de la grandeur probable et de la direction de l'ouverture ; autrement ses succès ne seront qu'un effet du hasard, qu'une heureuse exception.

Dans la réduction de la hernie inguinale, l'opérateur refoule presque toujours la tumeur au-dessus de l'anneau ; dans la hernie crurale, ses efforts se dirigent souvent à côté de l'orifice, parce qu'il est presque impossible de préciser son siége ; dans les hernies de la ligne blanche, l'ouverture correspond aussi souvent au bord supérieur qu'au milieu de la tumeur, parce que celle-ci se fait quelquefois au-dessous une place dans le tissu cellulaire ou adipeux ; il faut donc par-dessus tout déterminer autant que possible, avant de procéder, le siége, la grandeur et la direction de l'ouverture qui sont très-variables suivant l'espèce de hernie, son ancienneté, sa forme, son volume ; ce sont des notions de la plus haute importance, pour éviter d'agir empiriquement, et si l'on ne peut pas les acquérir, les manœuvres doivent être extrêmement prudentes ; mieux vaudrait peut-être s'abstenir que d'agir au hasard.

On comprend en effet que la connaissance exacte du trajet de la hernie doive servir de règle à toutes les manœuvres : prenons pour exemple la direction du canal inguinal; son orifice externe est très-oblique, et son bord inférieur, qui est le plus avancé, repose sur la branche horizontale du pubis; si l'on comprime au hasard de bas en haut et de dedans en dehors, la tumeur passe au-devant de l'anneau sans y laisser entrer aucune de ses parties; si l'on prend la précaution de lui opposer une main pour l'empêcher de remonter, on déprime encore davantage le bord supérieur de l'anneau, et l'on aplatit le canal contre l'arcade crurale ; mais si, tout en observant ces préceptes, on tient compte des dispositions anatomiques, on peut soulever un peu la hernie pour mettre le collet dans la direction de l'anneau, et deux doigts de la main qui embrasse sa face antérieure suffiront pour lui servir de conducteur et l'empêcher de remonter vers l'abdomen.

Quand on ne se fait pas une idée, sinon exacte, au moins approximative, du trajet de la hernie crurale ordinairement si étroit, de la forme des ouvertures de la ligne blanche, ordinairement très-irrégulières et dont le siége est si difficile à préciser, surtout chez les personnes grasses, on ne réduit ces hernies que par hasard, et pour surcroît de malheur, si l'on ne réussit pas, on aggrave inévitablement l'état du malade.

Si, quelle que soit la hernie, à moins qu'elle n'ait son siége au-dessus du nombril, les tentatives faites pendant quelques minutes avec discernement, prudence et méthode sont infructueuses, la position du malade sur un plan très-incliné nous paraît préférable au taxis forcé; c'est le moyen le plus sûr de prévenir l'aggravation des accidents, et la réduction se fait souvent toute seule lorsque la tumeur n'est pas volumineuse.

Deux chaises placées l'une à côté de l'autre, et recouvertes d'un matelas, comme pour le LIT DE MISÈRE, forment ce plan incliné; le malade, placé la tête en bas sur un traversin, les jambes fléchies et les pieds soutenus par un point d'appui quelconque, attend dans cette position que les fluides, cédant aux lois de la pesanteur, diminuent l'engouement ou l'inflammation; d'un autre côté, les viscères, entraînés en raison de la même loi vers le diaphragme, abandonnent le bas-ventre, tirent même sur la portion engagée seule ou avec l'épiploon, et pour peu que l'on aide cette tendance naturelle de quelques frictions renouvelées de loin en loin pour exciter le mouvement péristaltique des intestins, la réduction devient infiniment plus facile, elle est quelquefois spontanée, et quand le taxis n'est pas suivi de succès, les accidents sont toujours beaucoup moins rapides. Comme la position qui joue le rôle principal dans cette méthode, est praticable partout, on ne saurait trop la populariser; le malade attendrait les secours sans aggraver le mal par des mouvements imprudents et l'on aurait moins souvent à déplorer l'impuissance de l'art.

Nous devons à cette position de nombreux succès : nous allons en faire connaître quelques-uns, avec la précision que réclament les limites de ce ouvrage.

Nous eûmes recours à ce procédé pour la première fois, au mois de janvier 1842, pour réduire une hernie crurale chez une femme de 60 ans : des tentatives inutiles avaient été faites pendant près d'une heure, et craignant les suites de cette longue manœuvre en abandonnant la malade jusqu'au lendemain, nous la fîmes placer sur un plan incliné formé par deux chaises et un matelas; la position fut très-bien supportée, les vomissements se modérèrent, la douleur devint moins intense, et une heure après la hernie fut réduite après quelques minutes de taxis.

Depuis lors nous n'avons jamais insisté sur le taxis plus de dix minutes dans la position ordinaire lorsque nous avons eu affaire à des hernies du bas-ventre; nous avons eu recours immédiatement au plan incliné qui nous a donné les plus heureux résultats, qui a même opéré la réduction spontanée de deux hernies crurales qui avaient résisté au taxis méthodique * : il ne nous a fait défaut que deux fois ; nous allons citer ces deux cas malheureux.

Dans le premier, la hernie grosse comme le poing avait au moins 15 à 20 centimètres de long, et l'individu qui en était atteint avait passé une demi-journée dans un fossé, lorsque des camarades le rencontrant, le placèrent sur un cheval pour le transporter chez lui, à 4 kilomètres de distance; il fut opéré dans un hôpital, deux jours après, et succomba. L'intestin était enveloppé dans une masse épiploïque.

Le second cas, encore très-récent, fut présenté par une Allemande affectée de hernie crurale de l'espèce de celles qu'on appelle *marronnées;* l'étranglement avait lieu depuis trois jours; nos tentatives et le plan incliné ne modifièrent pas son état. Entrée dans un hospice, sa position parut s'améliorer; l'opération fut ajournée, et un état de stupeur, qui survint quelques jours après, faisant supposer avec raison que l'intestin était gangrené,

* Si la tumeur est très-douloureuse, nous employons en même temps des cataplasmes émollients; dans le cas contraire nous établissons sur le point malade, un courant d'eau froide, au moyen d'un appareil composé d'un réservoir et d'un tuyau qui conduit l'eau dans une vessie, d'où elle s'échappe par un second tuyau qui la porte dans un vase placé à côté du lit. Nous employons ce même appareil dans les affections du cerveau, pour remplacer le rigo-céphale du docteur Blatin.

on n'osa plus tenter l'opération, et la malade succomba. L'autopsie démontra qu'il n'y avait qu'une petite partie de la paroi de l'intestin pincée par l'anneau crural et complétement mortifiée, si bien que cette partie détachée laissait à l'intestin une perte de substance ovalaire qui n'excédait pas la grandeur d'une pièce de deux francs.

Les caractères anatomiques de ces deux cas et les circonstances malheureuses qui les avaient accompagnés ne devaient rien faire attendre du taxis le mieux dirigé. Les secousses du cheval avaient été pernicieuses au sujet de la première observation; le retard avait compromis les chances qui pouvaient rester au second malade. Les secours sont généralement réclamés trop tard dans les cas analogues; la douleur est modérée les premiers jours; les matières continuent de couler dans le canal, et les vomissements qui surviennent vers le 3e ou 4e jour ne sont pas le résultat de l'interception de l'intestin, mais bien du pincement de la petite portion étranglée et quelquefois de l'inflammation du sac.

Appelé pour réduire une hernie inguinale volumineuse chez un malade peu confiant, nous crûmes devoir, après quelques tentatives douloureuses, au moins en apparence, le placer sur un plan incliné. Un confrère qui exerce à Paris, mieux accueilli, n'ayant pas été plus heureux, considéra la réduction comme impossible. On ne devait plus la tenter et le chirurgien demanda jusqu'au lendemain pour faire l'opération; pendant ce laps de temps la tumeur s'amollit, le malade envoya secrètement chercher son bandagiste dans lequel il avait grande confiance : celui-ci réduisit en effet la hernie, au grand désappointement du chirurgien, presque en la touchant. Ce résultat avait été préparé par le plan incliné.

Une femme âgée de 27 ans, qui n'avait eu qu'une grossesse, éprouva, après un effort, de violentes coliques et se mit au lit : un lavement laudanisé administré le soir, fit cesser tous les accidents : elle n'éprouvait plus rien le lendemain ; mais quand les effets sédatifs de l'opium furent épuisés, l'intensité du mal reparut ; c'est alors que, portant notre attention sur l'utérus, nous lui trouvâmes le volume de la tête d'un fœtus de 7 à 8 mois, bien qu'il n'y eût point grossesse, et le col était logé derrière la symphise du pubis ; le vagin n'était plus qu'un cul-de-sac plissé sans profondeur ; l'anus était dilaté par les efforts expulsifs, le doigt introduit par cette voie n'arrivait pas jusqu'à l'extrémité de la tumeur, et nous fîmes de vains efforts pour la faire basculer en pesant sur le col avec deux doigts et repoussant de la même manière par le rectum ; elle était littéralement enclavée. La malade placée comme dans les cas précédents, le rectum et le vagin furent remplis d'huile, et de nouvelles tentatives furent aussi impuissantes ; l'anus était si dilaté qu'il paraissait possible, comme dernière ressource, d'y introduire la main. La position amena un prompt soulagement : elle fut conservée toute la nuit, l'engouement diminua, et le lendemain la réduction se fit presque toute seule ; cet accident ne s'est jamais reproduit.

Nous nous félicitions de la découverte de ce procédé, lorsqu'en feuilletant quelques ouvrages, ils nous apprirent que M. Ribes père avait fait une étude toute spéciale de ce sujet ; seulement, au lieu de deux chaises pour former le plan incliné, il se servait d'un matelas plié en double. « Beaucoup de hernies en apparence irréductibles finissent, dit-il, par rentrer, lorsqu'on met le malade de manière que la région de la tumeur soit exclusivement élevée et que les viscères herniés restent en quelque sorte pendants dans la cavité abdominale. » Voici comment il explique le mécanisme et les avantages de cette position.

« Je sais que l'on peut dire que vainement on comptera, pour opérer la réduction des hernies, sur l'effet mécanique que le poids et la traction des viscères du ventre doivent former sur les parties déplacées, on peut même croire au premier coup d'œil que cette idée est erronée, parce que l'abdomen est entièrement plein, et que les viscères qu'il contient sont maintenus dans leur position par les ligaments et par la pression des muscles respiratoires ; que ces viscères ne peuvent pas, par cela même, passer d'une partie de la cavité dans une autre, mais qu'ils restent dans la même place, soit que la tête, soit que les pieds forment le point le plus élevé du corps. Mon opinion est entièrement contraire, non parce que j'ai des observations de hernies inguinales formées par l'estomac et même par la rate, mais parce que l'expérience m'a convaincu que tous les viscères de l'abdomen sont plus ou moins portés vers la poitrine ou le bassin, selon que la tête ou les pieds sont le point le plus élevé du corps. L'expérience est ici au-dessus du raisonnement. En effet, j'ai souvent trouvé sur le cadavre des hernies très-volumineuses qu'il n'était plus possible de faire rentrer; elles avaient, comme le dit J. L. Petit, perdu leur droit de domicile, et les personnes ainsi affectées étaient obligées, pendant la vie, de soutenir les parties hors du ventre avec un suspensoir. J'ai souvent vainement fait sur le cadavre des tentatives de réduction; il m'a été impossible de faire rentrer dans le ventre les parties sorties, quoiqu'il n'y eût point d'adhérence de l'intestin ni de l'épiploon, et quoique le sac ne présentât point de collet ni de rétrécissement d'aucune espèce; tandis qu'en plaçant le cadavre perpendiculairement, la tête en bas et les pieds en haut, et en secouant un peu le corps, on voyait les parties rentrer, ou d'elles-mêmes, ou par la plus légère pression, et l'on reconnaissait bien alors que les viscères étaient portés vers le diaphragme, par la saillie qu'on observait dans la région de l'épigastre. Ainsi il n'y a rien à dire contre un fait. Sur quelques sujets, j'ai essayé des tentatives de réduction, le cadavre étant seulement placé horizontalement. Ne pouvant pas faire rentrer les parties, je me suis déterminé à ouvrir le ventre et à mettre les viscères de l'abdomen à découvert; j'ai saisi les deux bouts de l'anse de l'intestin qui formait la hernie, je les ai tirés doucement à moi, et cette anse est rentrée dans l'abdomen sans presque faire éprouver de résistance. J'ai trouvé des sujets chez qui les parties résistaient un peu. Alors, au lieu de continuer à tirer sur les deux bouts de l'intestin en même temps, je ne tirais que sur l'un des deux, et l'intestin se dégageait facilement. J'ai également observé que, sur certains cadavres qui avaient des hernies volumineuses, j'éprouvais de la résistance à faire rentrer les parties, lors même que je ne prenais qu'un des bouts de l'anse. Dans cet état, je lâchais le premier bout, je prenais l'autre, et l'intestin rentrait avec beaucoup de facilité. J'ai cherché à m'expliquer la raison de cette différence; je crois l'avoir trouvée, en ce que, dans le premier cas, j'avais par hasard tiré sur la portion inférieure de l'intestin, et que, dans le second, j'ai agi sur la portion supérieure de ce conduit. En effet, il semble que je devais éprouver cette résistance; car une quantité d'intestin, d'abord engagée dans l'anneau, est poussée plus avant dans le sac par une seconde quantité, et celle-ci par une troisième; or, il est probable que c'est aux dépens de la portion supérieure de ce canal, qui est plus longue que cela doit arriver, plutôt qu'aux dépens de la portion inférieure, qui est plus courte. Ainsi la partie d'intestin sortie la dernière, doit se dégager et rentrer la première plus facilement que la portion inférieure, qui est déjà dans le sac herniaire et qui est comprimée par la portion supérieure sortie la dernière. Quoi qu'il en soit, dans les hernies un peu volumineuses, j'ai toujours reconnu que le bout supérieur de l'intestin se dégageait plus facilement que le bout inférieur. Il n'y a pas de comparaison entre la force qu'il faut employer sur le cadavre, pour faire rentrer les parties d'une hernie au moyen du taxis, et celle qu'on emploie en tirant sur les intestins ou l'épiploon, lorsque l'abdomen est ouvert; il suffit d'une légère traction pour les remettre dans le ventre. » (*Gazette médicale*, 1833, p. 525.)

Moins circonspect que l'auteur, sur sa théorie, car jusque-là la priorité lui paraît bien acquise, nous ne voyons pas qu'on puisse croire, *au premier coup d'œil, qu'elle est erronée, par la raison que les viscères remplissent entièrement la cavité;* il suffit de se coucher sur le dos pour avoir la certitude que la saillie du ventre diminue dans cette position. Les viscères obéissant à leur propre poids s'affaissent sur les côtés de la colonne vertébrale, et augmentent le diamètre latéral de la cavité ; lorsqu'on est debout, ils tirent sur leurs ligaments, et l'on voit le bas-ventre augmenter ; l'attitude verticale est même une des principales prédispositions aux hernies et aux déplacements de l'utérus dans l'espèce humaine. Cela est si vrai, que les hernies même volumineuses rentrent souvent d'elles-mêmes pendant la nuit; que la toux les fait beaucoup moins sortir que lorsque le malade est debout; qu'enfin les femmes, affectées de déplacement de la matrice, ne souffrent presque pas quand elles sont couchées.

Mais à part cette petite divergence scientifique, son opinion confirme pleinement les faits que nous venons d'exposer, et si cette théorie ne paraissait pas entourée de garanties suffisantes, les explications de ce judicieux praticien viendraient dissiper tous les doutes.

On pourrait se demander, en lisant les expériences de M. Ribes sur le cadavre, si elles ne seraient pas praticables sur le vivant; ne s'est-on pas exagéré la gravité des plaies pénétrantes de l'abdomen sans lésion des viscères? D'après une de ses dernières leçons, M. le professeur Blandin semblerait partager cette opinion. En effet, quand on ouvre un sac herniaire, on fait à l'abdomen une plaie pénétrante et encore dans une condition défavorable, c'est-à-dire par un point du péritoine déjà plus ou moins altéré. Cependant cette opération pratiquée avec habileté et en temps opportun, est généralement suivie de la guérison.

Si l'on jugeait les manœuvres de M. Ribes sur le cadavre praticables sur le vivant, elles mettraient à même de prévenir certaines difficultés. Ce procédé serait d'une application plus facile pour les opérateurs peu expérimentés; ils ne seraient pas exposés à ouvrir l'intestin en même temps que le sac et à repousser dans le ventre l'intestin encore étranglé par le collet du sac, deux accidents assez communs.

Nous considérerions comme un avantage d'opérer sur des parties saines, de faciliter l'opération par le plan incliné, de pouvoir réunir la plaie par première intention, de seconder la traction en dedans par la pression sur la tumeur, d'éviter quelquefois le débridement, de moins exposer à la reproduction de la hernie et d'être plus à même de profiter de cette opération pour tenter la guérison radicale par quelqu'un des procédés chirurgicaux connus : mais celui de tous ces avantages qui nous paraîtrait le plus digne d'attention, serait d'opérer sur une partie du péritoine entièrement saine. Le contact de l'air extérieur, avec le sac déjà enflammé, n'est-il pas en effet la cause la plus palpable des péritonites consécutives de l'opération ?

Telles étaient les questions que nous nous étions posées de bonne foi dans notre isolement, sans songer aux anciens, lorsque M. Nélaton qui eut l'obligeance de parcourir, sur notre demande, les épreuves de cet ouvrage, nous signala que ce procédé avait été indiqué par les anciens, de même que la position préconisée par M. Ribes.

En effet, pour ce qui concerne la position à donner au malade pour opérer le taxis, celle que nous venons d'indiquer sous le nom de plan incliné a été employée autrefois avec beaucoup plus de hardiesse, et, d'après les citations qui suivent, l'attitude renversée paraît avoir été la méthode générale. Peut-être n'y a-t-on renoncé, depuis un ou deux siècles, que par négligence, ou par suite de la confiance que l'on avait dans la réputation de certains remèdes ; peut-être les chirurgiens qui ont suivi A. Paré et Guy de Chauliac avec quelque distinction, comptant déjà sur une instruction plus solide et portant plus rapidement leur attention sur le siége du mal, se sont-ils mis immédiatement à l'œuvre, pour réduire les hernies sans tenir compte de la position, et ont-ils peu à peu négligé cette précaution préliminaire, à cause des succès plus nombreux qu'ils ont dû obtenir, grâce à leurs connaissances plus complètes des dispositions anatomiques. Nous donnons cette explication parce que l'on voit encore des chirurgiens trop confiants dans leur habileté, tenter de réduire les hernies sans faire coucher le malade, et s'exposer ainsi à échouer, parce qu'ils se sont entourés trop tard des précautions convenables.

Quoi qu'il en soit, voici comment les anciens employaient ce procédé :

« Le chirurgien donc étant appelé pour réduire l'intestin tombé en la bourse, situera l'enfant au lit ou sur une table, la tête en bas, les fesses en haut, et de ses deux mains peu à peu fera la réduction. » (Ambroise Paré, 8e livre, page 196. *Des tumeurs, en particulier de la curation des hargnes.* Paris, 1561.)

« Que si lesdits remèdes sont inutiles, il faut prendre le malade par les pieds et par les mains et le secouer souvent ayant le corps renversé et la tête penchante en bas. » (Fabrice d'Aquapendente, page 191. Lyon, 1676.)

« On remet l'intestin dans sa place naturelle avec la main, on se sert de clystères, de fomentations... on fait même rehausser le malade sur les hanches ayant le reste du corps penché en bas, et on le pend par les pieds s'il est nécessaire. » (Guy de Chauliac, traité 6e, *Des hernies*, t. 2, page 685. Paris, 1683.)

« On a recommandé la méthode suivante : Qu'un homme vigoureux placé dans une situation convenable près du bord du lit, soulève les membres inférieurs sur ses épaules, de manière que la tête et la poitrine du malade reposent seules sur le lit. On dit que les tentatives de réduction, dans cette posture, ont été suivies de succès. » (Lawrence, *Traité des hernies*, p. 120. Paris, 1818.)

L'auteur n'approuve pas cette méthode parce qu'il ne croit pas à un fait de physiologie très-facile à constater, savoir que les intestins sont très-flottants dans l'abdomen. Mais il est réfuté péremptoirement dans le passage suivant :

« Lawrence se trompe évidemment quand il dit que les viscères abdominaux sont trop exactement soutenus de toutes parts pour que la simple position du malade les entraîne dans un sens plutôt que dans l'autre. On peut à chaque instant acquérir la preuve du contraire en remarquant sur soi-même que les intestins flottent toujours vers le point déclive du ventre, vers l'hypogastre dans la position verticale, du côté de l'un ou l'autre flanc quand on est couché à droite ou à gauche. » (Velpeau, *Médecine opératoire,* t. IV, page 70.)

Cette pratique des anciens n'est donc pas complétement à dédaigner ; et, d'après la citation qui précède, M. Velpeau ne paraît pas la rejeter; il donne même des explications en sa faveur. On nous a dit aussi qu'un autre professeur éminent, M. Gerdy, auteur d'un excellent traité sur cette branche de la chirurgie, conseillait quelquefois cette position. Un élève particulier du regrettable A. Bérard, M. Dourado, nous a dit que ce chirurgien manquait rarement de la conseiller dans les cas difficiles.

Pourquoi ces maîtres célèbres n'ont-ils pas indiqué ce procédé dans leurs ouvrages? Cela tient sans doute à ce que leur grande habileté les fait triompher généralement des difficultés du taxis, dans la position horizontale ; dans les cas graves, au contraire, diverses tentatives ont été faites avant l'admission du malade dans les hôpitaux, elles ont été renouvelées par les élèves de garde, et lorsque le chirurgien trouve ces affections dans ses salles, il y a urgence d'opérer.

C'est donc au praticien, qui donne les premiers secours, que la connaissance de cette méthode est vraiment utile; car les parties n'ont encore ni la turgescence qui s'oppose à la réduction, ni le gonflement inflammatoire qui indique l'urgence de l'opération. S'il ne parvient pas à réduire la hernie immédiatement, il trouvera au moins, dans le plan incliné, un auxiliaire puissant qui n'exclura pas l'emploi des autres moyens, et qui lui laissera toujours l'opération, comme dernière ressource.

Nous ferons remarquer qu'il n'y a pas similitude complète entre le procédé des anciens et celui que nous avons mis en usage. Les anciens se proposaient d'agir rapidement ; tantôt c'était un homme vigoureux qui soutenait sur ses épaules les pieds du malade, qui avait alors la tête en bas, et il imprimait au ventre de violentes succussions; d'autres fois, on l'attachait par les pieds : mais on conçoit que cette attitude ne pouvait être gardée que pendant quelques minutes ; prolongée, elle serait devenue un supplice.

Celle que nous avons décrite est au contraire très-supportable : plusieurs malades ont pu la garder 24 et 48 heures, sans autre douleur qu'un peu de fatigue à la région cervicale. Il est facile de comprendre, que pendant ce laps de temps, les fluides cédant aux lois de la pesanteur, l'engouement a pu diminuer progressivement, et que la portion étranglée, éprouvant une constriction moins forte, peut reprendre sa contractilité, se dégager de la cavité du sac et suivre la masse intestinale qui l'entraîne dans une direction opposée.

Si l'on échoue, on a au moins l'avantage de retarder les accidents, car il arrive, pour l'intestin étranglé, la même chose que pour un panaris que l'on tient constamment très-élevé : non-seulement la douleur est moindre, mais encore la gangrène produite par l'étranglement est beaucoup moins rapide.

L'opération de la hernie par la cavité abdominale n'est pas nouvelle non plus, comme nous allons le voir. Le plus érudit des chirurgiens de notre époque, M. Velpeau, l'attribue à Pigray.

Heister, tout en l'attribuant à Cheselden, dit cependant, en note, que cette opération est indiquée dans le livre de Rousset (*de partu cœsareo*).

Voici ce que nous trouvons dans ces deux ouvrages :

« Il faut situer le patient la tête fort bas, et la partie malade fort haute, prendre la tumeur avec les mains, et tâcher de faire rentrer peu à peu la matière, mettant un doigt par-dessous la tumeur, en poussant doucement dedans le ventre ce qui est descendu, se gardant bien de faire contusion ou meurtrissure à l'intestin ; car la partie est fort aisée à gangrener.

« Et s'il advient que le boyau soit tourné, la matière étant enfermée dans lui-même, lors ni la main, ni les médicaments, ni la situation ne peuvent plus servir, tellement qu'il faut venir à l'extrême remède, qui est l'incision du péritoine.

« Et la manière de bien faire cette opération, c'est premièrement qu'il faut situer le malade à la renverse, puis faire l'incision environ un doigt ou plus au-dessus du lieu qui est serré, parce que dessus le lieu on ne le peut faire sans blesser l'intestin : l'ouverture étant faite jusque au péritoine, on fera tourner le malade sur la partie opposite, afin de reculer les intestins du lieu où l'ouverture doit être faite, puis occuper * le péritoine et mettre un doigt dans la plaie, retirant doucement, et peu à peu, l'intestin qui est tombé en le retournant en son naturel, ayant la main un peu frottée, ou de beurre frais, ou d'huile d'amandes douces, et s'il y en avait telle quantité de tombé, qu'on fût contraint de faire plus grande ouverture, il la faudrait continuer jusque au lieu serré, mais en y mettant le doigt, et la faire dessus ou sur un specille proprement fait, pour la conservation de l'intestin, lequel, s'il était plein de vents, et que cela empêchât l'opération, on le pourrait porter avec une aiguille, pour les faire sortir, sans aucun péril; l'intestin étant remis, il faudra coudre la plaie s'il est besoin en la manière que nous avons dit de la couture des plaies du ventre, puis la curation se fera comme des autres plaies. » (Pigray, *Epitome*, p. 228. Lyon, 1682.)

« S'il y a hargne auparavant au côté qu'on veut inciser, et qu'on juge que l'intestin ne soit pas lors à l'endroit d'icelle, savoir est entre le péri-

* *Occuper* est sans doute ici pour *couper*, de même que, plus bas, ligne 18, *porter* doit être pour *piquer*.

toine et la matrice (comme il est malaisé qu'il y soit, parce qu'icelle matrice se présente première que lui, quand la femme est fort grosse), on y pourra bien faire l'incision ; car en icelle se range plutôt que de l'autre côté la matrice. Et ainsi adviendra que la patiente n'aura pas après deux hargnes pour une, encore que toutes fois l'intestin s'y trouvât (ce qu'il ne peut) il n'y aurait point de danger pour cela, pourvu qu'on tînt la main haute, prenant garde de le blesser : car jadis, à la curation des hernies, on y faisait bien une ample incision sur icelle hargne, sans l'offenser, comme montrent Celse et Æginete. » (F. Rousset, *De l'hystérotomotokie*, p. 217. Paris, 1581).

C'est sans doute parce que Pigray l'a décrite avec beaucoup de détails qu'elle lui a été attribuée, mais on voit qu'il ne la revendique pas lui-même.

Rousset, trouvant ce procédé tout à fait ordinaire, se contente de l'indiquer à propos de l'opération césarienne, comme une chose qui se faisait *jadis à la curation des hernies*. Il est douteux cependant que le mot *jadis* soit pris ici dans le sens d'*autrefois*, car, d'après Sanson, le fils de Rousset, Duval et Maupas pratiquaient cette opération. Or, ces derniers chirurgiens étaient contemporains de Franco, qui écrivait en 1561, tandis que Pigray n'écrivait qu'en 1682. Il faut donc, avec Rousset, qui ne la revendique pas non plus, la faire remonter à Celse et à Æginète. Mais ce n'est pas là la question importante. A-t-on eu raison de l'abandonner? Est-elle plus difficile et plus dangereuse que le débridement actuel? Il nous semble qu'elle serait moins longue et moins difficile, ce qui n'est pas à dédaigner pour le malade et pour l'opérateur. Une objection plus sérieuse existerait peut-être pour les cas qui réclameraient le débridement; mais il nous semble qu'on débriderait aussi facilement par l'abdomen en se servant du bistouri de Bienaise, dont le lithotome caché de frère Côme n'est qu'une imitation, ou, à l'exemple de J. L. Petit, d'un bistouri boutonné dont le tranchant, préparé avec une lime, coupe les parties fibreuses qui sont tendues et ménage les parties molles et les vaisseaux.

S'il est vrai, comme le dit M. Chéreau, que *la mortalité qui suit les grandes opérations chirurgicales est plus considérable que celle de l'ovariotomie;* si, sur 545 cas d'opération de la hernie étranglée réunis par M. Inmann, la mort a eu lieu 260 fois, ou un peu moins de 5 fois sur 10; ne devrait-on pas essayer de nouveau l'ancienne opération, aujourd'hui surtout que l'on ne considère plus la moindre inflammation du péritoine comme un *feu grégeois*, qui doit se propager rapidement à toute la cavité.

Lorsque les hernies de petit volume, les crurales surtout, et celles qui commencent à se former autour du nombril, résistent au taxis et ne paraissent pas encore réclamer d'urgence l'opération, comme celles qui sont indolores et habituellement irréductibles, nous comprimons la tumeur avec une pelote légèrement concave de forme spéciale (1re série, fig. 9), et nous avons eu plusieurs fois la satisfaction de hâter la réduction, en recommandant l'exercice au malade. L'explication arrivant après les résultats, nous pensons que l'appareil représente un taxis prolongé uniforme, pendant que l'exercice excite le mouvement péristaltique des intestins; les purgatifs sont indiqués dans les cas de cette espèce, où le canal n'est pas intercepté et lorsqu'ils sont suivis d'évacuations alvines, on doit y revenir.

BANDAGES.

Toute hernie réduite, quels que soient son siége et son degré d'intensité, a de la tendance à ressortir ; il faut qu'elle soit maintenue, et c'est à l'aide de bandages que l'on remplit cette indication : suivant ici la même marche que pour l'étude des causes, nous prendrons pour guide quelques-uns des préceptes exposés dans l'excellent travail de M. Belmas, très-bien résumés à l'article *Hernie* du dictionnaire de M. Fabre.

« Après la réduction d'une hernie inguinale oblique, le chirurgien pose immédiatement les doigts au-dessus et en dehors de l'anneau : il engage le malade à tousser, et c'est dans le point où la hernie tend à s'échapper, au niveau de l'orifice supérieur du canal inguinal, qu'il applique une pelote isolée de son ressort. Rien de plus difficile que d'indiquer d'une manière générale la situation précise de cet orifice supérieur; elle diffère suivant les dispositions individuelles, l'ancienneté de la hernie, son mode de développement, son degré d'accroissement. Ce n'est que par une exploration attentive, faite sur chaque individu, qu'on peut espérer à peu près une observation exacte, et éviter les exagérations dans lesquelles sont tombés quelques chirurgiens. Les variétés de position du méat transversal imposant l'obligation de changer le point d'application de la partie la plus saillante de la pelote, le mode de jonction indiqué par M. Belmas permet de les disposer de manière qu'elles puissent croiser de dehors en dedans la direction du canal, et le comprimer par leur plus grande convexité. Remarquons que la pelote doit être assez grande pour déprimer en haut les parois abdominales, et empêcher les parties de se présenter directement à l'embouchure du canal; elle les force à revenir sur elles-mêmes. Une compression limitée au niveau de l'orifice herniaire cesserait d'être régulière par le moindre mouvement, et ne contiendrait point une assez grande étendue de la région affaiblie. Sir A. Cooper a été le premier à faire cette réflexion importante et à établir pour précepte de comprimer tout le trajet parcouru par la hernie entre les deux orifices du canal.

« Dans les hernies inguinales directes, qu'elles soient primitives ou secondaires, la pelote doit être placée assez bas : souvent il devient nécessaire qu'elle touche le pubis, et même que cet os puisse se mouler, pour ainsi dire, dans l'épaisseur du contour de la pelote, de manière que celle-ci, formant un bourrelet prolongé en avant, augmente les points de l'application et rende la position plus fixe.

« L'application du bandage crural exige les mêmes précautions préparatoires. Une pelote étant placée dans le creux de la cuisse, en dehors de l'épine pubienne, on s'assure que son point le plus saillant correspond au niveau de l'ouverture herniaire, toujours située plus bas et plus en dehors que l'anneau inguinal. Dans la généralité des cas, la direction du grand axe de la pelote doit être peu oblique en bas, autrement elle gênerait les mouvements du membre. Par la même raison, on lui donne peu de largeur, lorsque toutefois la hernie ne se prolonge pas trop au-devant de la cuisse. Quant au ressort crural, il a une disposition générale à peu près analogue à celle de l'inguinal ; seulement son col est plus court, et son inclinaison se trouve en rapport avec celle du ligament de Fallope.

« Le choix de la pelote propre à contenir les hernies ombilicales dépend beaucoup de l'état d'embonpoint du sujet : est-il peu considérable, une pelote presque plane suffit, pourvu que son étendue soit en rapport avec l'affaiblissement et l'état de flaccidité des parois du ventre. Si, au contraire, l'ombilic est trop profond par le fait d'une grande accumulation de graisse, la pelote doit offrir dans son milieu une saillie qui, comblant l'excavation adipeuse, puisse agir convenablement sur l'ouverture herniaire. Il est inutile de dire que le ressort, ayant toutes les conditions voulues d'étendue et d'énergie, présentera une courbure telle, que ses deux points d'appui seront directement opposés.

« Il est inutile d'insister davantage sur les précautions à prendre dans l'application des bandages herniaires : pour se convaincre de leur importance, il suffit de jeter un coup d'œil sur quelques faits recueillis dans la pratique chirurgicale. Ici l'on voit des bandages maladroitement appliqués sur des parties herniées, causer tantôt une violente inflammation, tantôt tous les accidents de l'étranglement, tantôt enfin une gangrène profonde (Pott). Là ce sont des pelotes, peu convenablement placées, qui permettent aux viscères de s'échapper, de se relever au-dessus d'elles et de s'étrangler, ou qui, s'appuyant sur le cordon, provoquent un engorgement inflammatoire du testicule (Petit). Ailleurs enfin, des observations prouvent que des bandages trop énergiques ont déterminé des suppurations abondantes, tandis que d'autres, trop faibles, en laissant les parties glisser sous la pelote, et y séjourner plusieurs jours, sont devenus la cause d'accidents funestes (Ledran, *Obs. de chir.*, tom. II). »

Il faut, d'après ces sages préceptes, comprimer la hernie inguinale oblique, dans toute la longueur du canal, de manière que la partie la plus saillante de la pelote pèse sur le milieu du trajet et que son bord supérieur soutienne l'abdomen et ferme en même temps l'orifice abdominal. Ce précepte exige quelques modifications sur lesquelles nous aurons occasion de revenir.

Dans la hernie directe, la pelote doit appuyer davantage sur le bord du pubis, quelquefois même emboîter cet os : nous pensons qu'il faut étendre ce précepte, comme dernière ressource, à toutes les hernies scrotales qui résistent aux bandages ordinaires, comme certains cas d'épiplocèle et d'entéro-épiplocèle, mais sans négliger l'orifice abdominal.

Dans la hernie crurale, la pelote doit être plus étroite, et le point le plus saillant doit répondre à l'ouverture herniaire ; mais si le conseil est bon, l'exécution n'est pas facile : le siége de cette ouverture est quelquefois sur une partie saillante peu charnue, et outre la douleur qui résulte de la pression, la pelote est presque toujours déplacée par la flexion de la cuisse ; d'ailleurs, toute la difficulté n'est pas là seulement. Pour bien contenir cette hernie, il faut avant tout comprendre son mécanisme. La région qu'elle occupe présente des dispositions anatomiques spéciales qui ne sont bien connues que depuis quelques années. On sait avec quel soin elles ont été étudiées par MM. Cloquet, Cowper, Cruveilhier, Velpeau, Malgaigne, et surtout par Thomson.

Ce qu'il importe de connaître pour notre sujet, au milieu des nombreuses particularités que cette espèce de hernie peut offrir, c'est sa direction, parce qu'on peut d'après son siége, savoir au moins d'une manière générale, s'il y a imminence ou non d'étranglement et quelle forme il faut donner à la pelote pour contenir la tumeur, une fois qu'elle est réduite.

Dans les cas les plus rares la hernie vient faire saillie directement au niveau et au côté interne de la veine crurale, en refoulant simplement les parois antérieures de l'*infundibulum* qu'elle dilate sans s'engager dans les petites ouvertures dont il est criblé. Elle est alors assez difficile à contenir bien exactement, mais comme l'anneau fibreux est assez large à cet endroit, elle ne s'étrangle presque jamais.

Si la hernie, au lieu de se montrer directement au-dessous du ligament le gimbernat, vient saillir plus bas dans le creux de la cuisse, et c'est le cas le plus fréquent, le mécanisme n'est plus le même et le danger et la difficulté augmentent. L'intestin s'engage alors dans l'infundibulum si bien décrit par Thomson, pénètre avec le péritoine, qu'il pousse devant lui, dans l'un des pertuis du facia cribriformis et subit dans cet orifice un étranglement des plus difficiles à vaincre par le taxis. Nous appelons l'attention des médecins sur cette découverte de notre époque, parce qu'elle est de la plus haute utilité pratique. L'étroitesse de cet orifice au milieu d'une membrane fibreuse, agit en quelque sorte comme une ligature; quand il s'agit de réduction, l'opérateur ignore si l'orifice par lequel la hernie est sortie se trouve au milieu ou sur les côtés de l'infundibulum, il fait ses tentatives au hasard, la paroi de l'infundibulum fuit devant ses efforts, le taxis échoue et l'opération devient inévitable.

On comprend combien la position sur le plan incliné peut être utile dans ce cas : nous dirons plus loin comment on doit contenir cette hernie lorsqu'elle est réduite.

Les hernies ombilicales, et on peut y ajouter une partie de celles de la ligne blanche, réclament une forme spéciale de pelote, suivant l'embonpoint de l'individu et les dimensions de la hernie : elle sera plate si les parois du ventre sont minces, et dans le cas contraire, pourvue d'un mamelon qui puisse atteindre l'orifice aponévrotique, sans l'élargir, et empêcher cependant l'anse ou la paroi d'intestin de s'y engager. Si la tumeur est très-volumineuse ou irréductible, une pelote ne suffit plus, il faut employer une large plaque ordinairement concave.

Cette distinction des hernies en obliques et directes est de la plus grande importance pour la construction et l'application des bandages, et c'est parce qu'on n'en a pas tenu compte, que les praticiens, partant d'un principe différent et discutant d'après des vues plus théoriques qu'expérimentales, émettent des opinions si opposées.

Tous les moyens mécaniques destinés à remplir ces indications, successivement préconisés, abandonnés, et de nouveau retirés de l'oubli, sont composés de ceintures ou de ressorts et de pelotes variées à l'infini. Longtemps le privilége exclusif de la communauté des boursiers, ces appareils sont restés sans améliorations importantes, et celles que leur a fait subir le génie chirurgical, depuis qu'ils sont tombés dans le domaine public, laissent encore beaucoup à désirer; partageant en cela l'opinion de l'honorable président de l'Académie, M. Bégin (Dict. en 15 vol., art. *Brayer*), nous ne pensons pas que les complications les rendent plus efficaces; nous espérons, au contraire, augmenter leur puissance en nous attachant aux moyens les plus simples et surtout en appliquant, avec plus de discernement, les lois de la mécanique aux besoins de chaque variété, et en tenant compte des mouvements qui peuvent déplacer chaque appareil.

Il est probable que si tant de chirurgiens célèbres, qui ont attaché leur nom aux progrès de la science des hernies, avaient, à l'exemple de Fabrice de Hilden et de Camper, fait quelques recherches sur les bandages et leur mode d'action, la routine ne ferait plus loi et que les indications seraient mieux remplies.

Parmi les systèmes usités, l'antique ceinture était complétement tombée dans l'oubli, lorsque M. Pernet est venu la rajeunir, en lui associant le ressort à boudin du chevalier de Blegny.

Le bandage à ressort circulaire, fixé à un écusson arrondi ou prolongé en bec à corbin, forme les quatre-vingt-dix centièmes des bandages répandus dans le commerce, bien qu'il soit loin de réunir les conditions demandées par M. Belmas. Inventé en Italie par Gatinaria, et successivement modifié de mille manières, il a encore une foule d'inconvénients, entre autres de remonter dans certaines positions, de ne pas comprimer la hernie à son orifice abdominal et de provoquer souvent des engorgements du cordon : de l'aveu même de M. Drapier, ex-bandagiste des hôpitaux, qui le préfère aux autres systèmes, sa puissance réside surtout dans l'épaisseur de la pelote, parce qu'en éloignant le point d'appui, elle augmente la puissance de la courroie.

Celui de Salmon, dit bandage anglais, modifié par Wickam, Valérius, Absil et Burat, comprime les hernies obliques dans la longueur du canal; mais la pression, ordinairement trop forte en haut, est trop faible ou nulle sur le pubis ; la pelote s'échappe toujours pour remonter dans le pli de l'aine, en présentant son bord supérieur; son efficacité n'est due, dans un grand nombre de cas, qu'à la grande puissance que l'on donne au ressort, et dans les hernies directes, il ne remplit pas la condition demandée par M. Belmas qui veut avec raison, que la pression s'exerce surtout au bord inférieur de l'orifice, quelquefois même sur le pubis qui doit être embrassé lui-même par la pelote.

Le bandage à compression permanente de Levy, fabriqué par MM. Grossmann et Wagner, a, comme le bandage franc-comtois, l'inconvénient d'emprunter presque toute sa puissance au sous-cuisse, de ne comprimer dans aucun cas le sac herniaire le long du pubis, et de ne pouvoir d'ailleurs s'appliquer qu'à la seule hernie inguinale.

Les mille formes de pelotes préconisées de bonne foi ou par le charlatanisme, utiles pour certains cas particuliers, ne peuvent être d'un emploi général; nous omettrons d'en parler.

En résumé, tous ces appareils, avec leurs défauts et leurs qualités, ont rendu des services, mais ils sont généralement défectueux et surtout mal choisis ou mal appliqués : ce qui reste à faire, c'est de déterminer, d'après les indications particulières que nous avons fait connaître, les qualités nécessaires aux appareils pour chaque espèce de hernies. Car si ceux qui les conseillent ou qui les appliquent en ignorent quelquefois eux-mêmes les premiers principes, on ne saurait exiger cette connaissance de l'ouvrier qui les fabrique, du premier venu qui les vend, et moins encore du malade qui est obligé de s'en servir. Voici les modifications que nous leur avons fait subir et les divers appareils nouveaux auxquels nous nous sommes arrêté, après de longs tâtonnements et des expériences suivies avec persévérance pendant quatre années.

Hernie inguinale. — La hernie inguinale oblique ou directe est maintenue par le bandage circulaire, qui doit avoir au moins 10 centimètres de plus que la moitié du corps, afin que la saillie sacro-lombaire soit exempte de cette pression douloureuse dont on ne la garantit dans les autres appareils qu'à force de rembourrer le ressort, ou par une pelote spéciale : c'est presque le ressort de Camper, seulement il est fixé au tiers inférieur de l'écusson, de manière à exercer la plus forte pression sur le bord du pubis : voir la fig. 2, 1re série, qui en donne une idée plus exacte qu'une longue description.

L'expérience nous a également démontré l'utilité de ce principe pour les bandages doubles. Un ressort d'une seule pièce, dit *tour de corps*, est préférable aux ressorts brisés, parce qu'il se déplace moins, et qu'en cédant à son élasticité, il s'éloigne du centre, tandis que les extrémités de chaque ressort demi-circulaire, tendant au contraire à se rapprocher, concentrent toute la pression sur le milieu de la région lombo-sacrée, et nous avons vu des ressorts s'y creuser à la longue une espèce de sillon; mais ce ressort circulaire avait un inconvénient, celui d'exiger une grande précision de longueur pour chaque individu; nous avons remédié à cette imperfection par le mécanisme représenté à la fig. 5 de la 1re série des appareils, qui permet de l'allonger ou de le raccourcir à volonté.

Dans les cas ordinaires, la pelote plonge dans le pli de l'aine, soutient l'abdomen et oblitère exactement l'anneau interne, dans la hernie oblique, en même temps qu'elle comprime le canal dans toute sa longueur. Ainsi maintenue dans un pli naturel du corps, elle ne peut en être chassée par aucun des mouvements exagérés du tronc et n'occasionne point d'engorgement du cordon, bien que sa plus grande puissance se fasse sentir sur le pubis.

La même disposition est applicable à la hernie inguinale directe et exige même un peu moins de précision, excepté dans les cas où l'orifice est d'une grandeur anormale et la hernie très-volumineuse.

Cette forme de pelote est cependant quelquefois insuffisante, lorsque la hernie volumineuse, ou même médiocre, descend dans les bourses; pour qu'elle soit maintenue solidement, il faut prolonger la pelote le long de la branche verticale du pubis, de manière à comprimer de bas en haut toutes les portions du sac situées en dehors, et la refouler dans le canal (fig. 1, lettre C). Il faut que le sac soit lui-même maintenu au-dessus de la pelote; sans cette précaution, le malade éprouve, dans cette région, une espèce de malaise qui résulte probablement de l'obstacle que la pelote oppose au retour des fluides vers l'abdomen; aussi voit-on après le moindre effort, même lorsque la hernie est maintenue, le malade porter la main sur son bandage pour l'abaisser. Ces déplacements successifs contribuent à érailler les faisceaux aponévrotiques, qui forment l'orifice extérieur du canal, et à le convertir en un large anneau qui n'a plus de longueur.

Il faut remarquer que la hernie, engagée dans le trajet du canal, donne lieu à une sensation gravative plutôt que douloureuse; le malaise et la douleur ne sont sérieusement accusés, par le malade, que lorsque la hernie a franchi l'anneau externe, et encore faut-il supposer que le canal est étroit, car s'il est très-large, la douleur est souvent nulle. Les hernieux éprouvent le besoin d'être maintenus par un bandage, qui exerce sa pression sur le pubis, et c'est contre cette sensation, que l'on doit employer de préférence les pelotes dites à corbin. M. Fournier de Lempdes obtint de l'Académie un rapport favorable sur un appareil destiné à guérir les hernies, en déterminant l'inflammation du sac. C'était assurément un progrès; mais cet appareil a l'inconvénient de ne comprimer que le long de la branche montante du pubis, et la pression cesse à l'anneau externe; en admettant que l'oblitération ait lieu sur la portion comprimée, elle ne s'étend pas à la portion de sac qui reste dans le canal, et ce n'est cependant qu'à cette condition, que la guérison peut être complète et solide (1).

(1) Une distinction anatomique des plus importantes, en pratique, trouve ici sa place; c'est le développement d'une remarque déjà faite plus haut. La première chose qui se présente à l'esprit, quand on réfléchit aux dispositions anatomiques d'une hernie, c'est l'idée d'une anse intestinale engagée dans un canal ou un anneau: ce n'est cependant pas, à beaucoup près, le cas le plus fréquent; il faut que la hernie quel que soit son siége soit très-volumineuse, comme celles qui descendent dans le scrotum, pour qu'il en soit ainsi. Quand elle excède peu l'orifice, elle n'est formée que par une portion plus ou moins considérable des parois d'un intestin. Cette distinction est d'autant plus importante que le tube digestif n'est pas interrompu dans ce dernier cas, et que les vomissements qui l'accompagnent indiquent aussi souvent un pincement de l'intestin, ou une inflammation du sac, qu'un véritable étranglement de tout le calibre du canal alimentaire. Ici les purgatifs

Les résultats que nous avons obtenus sur des sujets de 20, 30 et 35 ans, même pour des entéro-épiplocèles, prouvent qu'il n'est pas nécessaire d'exposer les malades à la douleur d'une forte pression et aux dangers de l'inflammation du sac. Il suffit pour atteindre le but qu'on se propose, de refouler le sac dans l'anneau et de l'y maintenir réduit assez exactement et assez longtemps, pour qu'il puisse revenir sur lui-même, et y contracter des adhérences. Le sac peut aussi quelquefois se rétrécir dans toute sa longueur sans être refoulé. M. Maisonneuve nous a communiqué une observation qui constate ce fait. Un vieillard guéri d'une hernie ancienne, ayant succombé dans ses salles, on remarqua, après la mort, qu'il portait, du côté des bourses, une tumeur que plusieurs élèves prirent pour un troisième testicule. Ce chirurgien pensa, au contraire, qu'elle provenait d'une accumulation de liquide, et l'autopsie démontra que la poche était formé par le fond d'un sac herniaire. La portion supérieure, qui avait à peine le calibre d'une plume, était séparée du renflement inférieur par un collet dont l'oblitération était complète. C'est par le refoulement du sac et son oblitération jusque dans

et les antiphlogistiques peuvent être utiles; dans la première supposition ils font au moins perdre un temps précieux s'ils ne sont pas nuisibles. Une autre induction pratique que l'on peut tirer de l'état du sac, lorsqu'il ne se prolonge point dans le scrotum, c'est qu'il est inutile d'augmenter l'embarras du malade par une large pelote, puisqu'il suffit de contenir la hernie à l'anneau abdominal.

le canal membraneux qui joint les deux anneaux, et non par le rétrécissement des anneaux fibreux, que s'est opérée à notre avis la guérison des hernies dans les cas que nous avons observés et que nous devons à l'action des moyens mécaniques. La pression des pelotes est dirigée de manière à maintenir le sac refoulé dans le canal, même pendant que le malade se livre à ses occupations habituelles, avec la précaution toutefois de ne pas y intercepter le cours des fluides; car la circulation est l'agent principal du travail réparateur. C'est pour respecter cette fonction que nous avons employé pour la hernie inguinale, simple ou double, un bandage à ressort antérieur (fig. 1 et 2, 2e série), qui a l'avantage de comprimer avec une grande régularité et toujours de bas en haut et moins pendant le repos que pendant les efforts. Cet appareil, très-solide sous un petit volume, représente à peu près un arc de cercle contourné de telle manière, que la traction fasse relever les extrémités et rentrer le milieu de bas en haut; il convient surtout aux deux extrêmes de la maigreur et de l'embonpoint, car il n'occasionne point d'excoriations sur les parties saillantes, n'excite point le suintement de la peau, et quand l'abdomen est proéminent, il fait l'office de ceinture. L'expérience nous a fait constater une propriété importante que nous avons déjà indiquée, c'est que sa puissance diminue pendant le repos et augmente pendant les efforts; cela tient à ce que les muscles, en se contractant, augmentent le diamètre du bas-ventre, en y précipitant les intestins, qui y sont déjà entraînés naturellement par leur propre poids. La ceinture, qui agit sur le ressort comme la corde d'un arc, se trouve plus fortement tendue, et la pression du ressort augmente ou diminue selon la tension ou le relâchement de l'abdomen; en d'autres termes, selon que le malade agit ou reste en repos.

Jusqu'à présent la guérison des hernies anciennes par les appareils était une exception, si ce n'est toutefois pour les enfants, chez lesquels le travail réparateur s'opère plus rapidement que chez les adultes. Lorsque le développement de la constitution est arrêté, il n'en est plus de même. Aussi notre but était-il simplement de contenir les hernies par des appareils plus efficaces que les bandages actuels. Ce n'est qu'après des résultats inattendus que nous avons cru à la possibilité de la guérison radicale chez les adultes. Nous allons citer une seule observation parmi des cas de guérison complète que nous devons à ces appareils.

M. X..., homme vigoureux, d'une quarantaine d'années, qui en est l'objet, n'a connu dans sa famille, qu'il dit assez nombreuse, que son grand-père paternel et un grand-oncle, frère de cet aïeul, qui fussent affectés de hernie. Il avait eu dans son enfance le ventre très-gros et rendit longtemps du sang dans ses selles. Vers l'âge de 8 à 10 ans, jouant avec un de ses camarades, sans se livrer à aucun effort, il sentit une colique sourde qui l'obligea à se tenir tout courbé, et ce ne fut que très-lentement, et avec beaucoup de difficultés, qu'il put regagner la maison paternelle, qui était distante d'environ 1 kilomètre. Son père, reconnaissant que c'était une hernie, le fit coucher et envoya chercher un vieux chirurgien qui arriva 10 à 12 heures après l'accident. Il se souvient que son père monta sur le lit, et le tint la tête en bas pendant tout le temps que le médecin fit la réduction, qui fut encore assez longue. Depuis ce moment on lui fit porter un bandage, mais la hernie s'échappait, chaque fois qu'il se livrait à quelque effort; rougissant de cette infirmité devant ses camarades, il cessa de porter son bandage, et lorsque ses parents lui en parlaient, il disait qu'il était guéri. Étant au collége, il souffrait chaque fois qu'il se livrait à quelque jeu, et à chaque instant il portait sa main sur sa hernie pour la réduire, ce qui se faisait très-facilement. Il remarqua même qu'un des professeurs du collége faisait très-souvent comme lui; il est bien certain, dit-il, qu'il avait aussi une hernie. Afin de se soulager il s'avisa de se relever les bourses avec une cravate, puis ensuite il noua les deux pans de sa chemise pour en faire un soutien, et il aimait surtout que l'entre-jambe de son pantalon s'appliquât fortement sur le point douloureux, il s'en trouvait soulagé. Sorti du collége, il eut connaissance des suspensoirs et en fit usage, mais sans beaucoup de soulagement ; ne se trouvant plus dans la vie commune, il sentit la nécessité de reprendre un bandage ; il s'en procura un ordinaire qui ne contint pas du tout sa hernie, il fit la dépense d'un bandage anglais, qui lui fut tout aussi inutile, et il y renonça. Il imagina alors une espèce de caleçon très-serré, qui ne comprimait que le pli des cuisses et les bourses, et qu'il maintenait à l'aide de bretelles. Il se trouva bien de ce mécanisme et en fit usage jusqu'à l'âge de 34 ou 35 ans ; reconnaissant alors l'insuffisance de son caleçon, il essaya de nouveau divers bandages, entre autres ceux de Burat et de Pernet, qui ne réussirent pas, quoique très-soigneusement choisis. Un autre bandagiste, d'une habileté reconnue, ne fut pas plus heureux ; le malade revint alors à son caleçon et continua de s'en servir jusqu'au moment où il eut recours à nos conseils, il y a à peu près deux ans.

Il était impossible de méconnaître l'existence d'une entéro-épiplocèle facilement réductible, sortant souvent pendant la nuit et retombant dans les bourses, aussitôt que l'individu était debout. Il en souffrait moins l'hiver que l'été, et l'incommodité augmentait surtout par les vents du sud-ouest ou quand l'atmosphère était chargée d'électricité. Notre seule ambition était de contenir cette hernie, et il fallut de la persévérance pour y arriver. L'épiploon surtout s'échappait constamment, et si l'on voulait augmenter la pression, la circulation était interrompue dans le cordon et le patient éprouvait la même sensation que lorsqu'il n'était pas maintenu, car le cordon s'engorgeait aussitôt. Ce ne fut qu'en profitant de ses observations successives sur les imperfections des appareils, que nous arrivâmes à un résultat satisfaisant par l'emploi du bandage à ressort antérieur. Le malade prit facilement l'habitude de faire lui-même la réduction, lorsque l'intestin s'échappait, et de maintenir la totalité du sac au-dessus du point de pression, afin d'éviter l'engouement ou la sensation de malaise, qui résulte de la pression du bandage; il le gardait nuit et jour; enfin, après quelques mois de persévérance, il pouvait rester debout pendant quelque temps sans que la tumeur reparût. Encouragé par ce demi-succès, il se servit, par nos conseils, d'une plaque métallique, non garnie, qui glissait beaucoup moins sur la peau; et l'amélioration fut telle, que lorsqu'il voulut essayer de se passer de bandage, ce fut un nouveau sac qui reparut dans l'anneau; mais ce nouveau sac qui n'était pas plus volumineux que le bout du doigt dont il avait la forme, ne constituait plus qu'une hernie intra-inguinale et dès ce moment il fut facile de la contenir. M. X..... continua de se servir de la plaque métallique, et quelques mois après, il nous annonça que rien n'était sorti, bien que depuis une huitaine de jours, il ne portât plus de bandage. Le testicule du côté malade qui descendait plus bas que l'autre est maintenant plus élevé, ce qui indique que la rétraction du sac a entraîné aussi la gaîne membraneuse du cordon ; l'anneau paraît encore assez ouvert, pour admettre l'extrémité du petit doigt dans son orifice, et cependant rien ne s'en échappe. M. X..... porte encore par prudence un bandage circulaire très-léger qui comprime simplement l'anneau abdominal, afin de prévenir un nouvel accident ; mais depuis près de 6 mois la hernie ne s'est plus reproduite.

Il est à craindre que la prédisposition n'existe toujours ; que le sac ne soit pas entièrement oblitéré ou assez rétracté pour résister aux efforts des viscères, et c'est pour cette raison que, même après les procédés chirurgicaux, les hernies peuvent se reproduire, si les causes extérieures persistent.

L'hygiène doit aussi réclamer sa part dans cette guérison. Le ventre a toujours été garanti de toute pression par les vêtements ; de nombreux bains froids furent pris à domicile et dans l'eau courante, et les boissons aqueuses dont ce malade faisait un usage abusif, furent remplacées par du vin en petite quantité et une nourriture animalisée, afin de diminuer la force expansive des intestins.

La hernie inguinale oblique est de toutes la plus commune : il est important de bien préciser les soins qu'elle réclame. Si la saillie excède à peine l'anneau ou soulève simplement le canal, tout bandage peut la contenir, quand on n'ambitionne pas la guérison radicale ; elle n'est pas alors formée par une anse intestinale, mais bien par une portion plus ou moins dilatée des parois intestinales, et rarement par l'épiploon seul.

Lorsqu'elle longe le cordon jusqu'au testicule (hernie scrotale), elle est formée par une véritable anse intestinale, ou une masse épiploïque et elle réclame alors un traitement particulier. Il faut d'abord refouler le sac jusqu'à l'anneau externe et s'efforcer d'obtenir sa rétraction partielle, en comprimant au-dessous à l'aide d'une pelote à corbin, du bandage à cric ou mieux du bandage de Fournier de Lempdes. Ce résultat obtenu, après un laps de temps plus ou moins long, on dispose un autre appareil, de manière à empêcher le viscère hernié de séjourner dans le canal inguinal; et dans ce cas, nous préférons le bandage à ressort antérieur, à cause de son relâchement pendant le repos; il exerce une pression moins sensible sur le cordon. Si le sac, une fois refoulé dans le canal, n'est pas susceptible d'être entièrement refoulé dans la cavité abdominale, on se servira d'une pelote longue légèrement concave au milieu, nous expliquerons plus loin pour quel motif. Après la guérison, nous employons indistinctement comme bandage de précaution, un ressort antérieur ou circulaire, parce que n'ayant pas besoin de force, ils s'appliquent l'un et l'autre très-exactement autour du corps.

Les bandages-ceintures atteignent difficilement le même but; ils sont trop serrés quand le malade est debout, et trop lâches quand il est assis ou couché et tendent toujours à remonter. Si l'on remédie à cet inconvénient par un sous-cuisse, il empêche la pression sur l'anneau abdominal. Nous avons cependant tiré quelque avantage d'un appareil, que l'on pourrait recommander aux personnes qui ne peuvent pas supporter les ressorts. Supposons une ceinture de toile ou de cuir dont le tiers antérieur serait formé par deux cordes parallèles de laiton et fixées à deux anneaux; on les tord avec une pelote qui sert de levier, exactement comme dans la corde qui tend la monture d'une scie; la double corde en se déroulant entraîne constamment la pelote vers l'anneau et comprime quelquefois assez régulièrement pour remplacer un bandage à ressort; il est certains cas où le chirurgien, forcé d'improviser un appareil, pourrait remplacer le mécanisme que nous venons de décrire par un simple mouchoir dont le nœud ferait pelote (fig. 5, 2e série). Mais ce moyen est trop imparfait pour que l'on puisse s'en servir autrement que pour attendre que le malade puisse se procurer un bandage bien fait, bien choisi, qui lui offre une sécurité plus grande.

Les principes que nous venons de poser s'appliquent d'une manière générale aux hernies obliques et directes; mais si l'ouverture de l'anneau est très-large, il ne faut pas espérer la cure radicale. La curabilité de la hernie inguinale oblique repose sur la longueur du canal, et la possibilité d'y maintenir le sac rétracté en comprimant sur les deux anneaux à la fois, mais spécialement sur l'externe. Lorsque le sac est entièrement réduit comme il arrive souvent dans les hernies très-récentes, la pression est inutile sur le pubis; il suffit de l'exercer convenablement sur l'anneau abdominal et de prévenir la sortie de l'intestin. L'ouverture de la hernie directe n'étant comblée que par une espèce de diaphragme, cède plus facilement à de nouveaux efforts, et la guérison radicale est également difficile à obtenir, à moins que l'orifice ne soit très-étroit, mais, en compensation, si l'orifice est large, on sait combien la hernie est peu dangereuse.

Nous avons indiqué sommairement les moyens que l'on a employés pour obtenir la cure radicale des hernies, nous renvoyons aux traités de chirurgie où leur valeur est appréciée par les auteurs modernes; si celui que nous proposons n'est pas d'une efficacité générale, il est au moins exempt du plus petit inconvénient; il n'assujettit qu'à une nécessité déjà reconnue pour tout individu affecté de hernie, celle de porter un bandage. Mais ce n'est pas assez d'éviter les inconvénients que nous signalons aux autres appareils, il faut encore justifier théoriquement les succès que nous devons à ceux que nous avons adoptés.

On nous a objecté : 1° que la guérison des hernies ne peut être solide que par le resserrement des anneaux fibreux qui leur livrent passage; 2° que l'on vide le sac dans les hernies anciennes, mais qu'on ne le réduit pas; 3° qu'en supposant que le sac se réduise, il faut si peu d'espace pour livrer passage à l'intestin, qu'une simple rétraction du sac ne suffirait pas pour constituer la guérison.

Il serait désirable, en effet, que le resserrement des anneaux fibreux pût être obtenu, ce serait la guérison la plus solide; mais il ne faut guère attendre cette rétraction des orifices qui existent naturellement à l'ombilic et à la région inguino-crurale; on sait d'ailleurs combien l'on a fait de tentatives inutiles dans ce but, on a même pratiqué de petites incisions pour faire développer un tissu anormal ou dans l'espoir que la cicatrice resserrerait l'ouverture. On n'a rien obtenu et l'on ne devait rien attendre de ces tentatives; d'abord parce qu'il suffit de se demander si le débridement prévient la récidive des hernies, ensuite parce que, si l'on dissèque attentivement les anneaux fibreux de manière à les dégager des parties cellulo-membraneuses qui comblent leur orifice, celui-ci est toujours beaucoup plus large qu'il ne faut, pour livrer passage à une anse d'intestin. On peut s'en assurer par l'insufflation dont nous parlerons tout à l'heure; de plus il existe beaucoup de hernies sans dilatation bien sensible des anneaux fibreux. C'est donc à la contractilité plus grande du sac qu'il faut s'adresser d'abord, sauf à favoriser plus tard la réduction concentrique de l'anneau par la disposition des moyens mécaniques.

L'objection concernant la réduction du sac ne

s'adresse pas aux hernies tout à fait récentes, mais tous les praticiens redoutent leur retour, parce qu'ils en sont avertis par la tradition et par l'expérience; si, après la réduction, on se servait d'un bandage qui empêchât le sac de séjourner dans le canal, la hernie se reproduirait beaucoup moins souvent.

Dans les hernies inguinales anciennes qui ont franchi l'anneau externe, le sac ne se réduit pas, et c'est pour cela que l'on a disséqué sur les cadavres des sacs herniaires, qui avaient un ou deux étranglements ; ce fait annonce au moins que le sac est susceptible de perdre de sa capacité par suite de la pression, et il est évident que c'est la pelote du bandage qui occasionne cette réduction. Si, avec certaines précautions, on refoule le sac dans le canal en remontant la peau des bourses le plus haut possible, la pression de la pelote agit sur l'extrémité du sac de bas en haut, et comme le tissu cellulaire des bourses est très-lâche, les adhérences cèdent peu à peu; si, au bout d'un certain temps, l'on abandonne la hernie à elle-même, on voit qu'elle descend moins bas dans le scrotum. Le bandage avec pelote à corbin, le bandage à cric et surtout celui de M. Fournier sont très-convenables pour obtenir ce premier résultat, lorsqu'ils sont bien appliqués.

Ce genre de pression est toujours bien accueilli du malade, parce que le sac lui-même étant réduit, il éprouve un soulagement complet ; c'est probablement en étudiant cette sensation, que M. Malgaigne eut l'idée des pelotes coniques et que M. Gerdy conçut son procédé de guérison radicale.

Mais en admettant, comme on l'a objecté, que le sac refoulé et maintenu dans le canal ne soit pas pour cela oblitéré et que pour peu qu'il reste ouvert l'intestin s'y précipite de nouveau, on ne doit pas perdre de vue, qu'à l'état de vacuité, les parois du sac sont aplaties sur elles-mêmes et que le collet ne reste pas béant. Il faut, en effet, qu'une ouverture soit bien étroite pour que, pendant un effort, une petite portion d'intestin ne s'y engage pas; il suffit pour s'en convaincre d'insuffler le canal intestinal sur un cadavre et d'exercer une pression un peu forte sur l'abdomen, pour juger de la facilité avec laquelle une petite portion des parois de l'intestin, qui se trouve en face d'un orifice naturel ou factice, s'y engage et forme peu à peu un petit champignon qui grossit et finit par y entraîner une anse complète. On peut faire cette expérience en petit en insufflant un intestin dans une simple vessie, pourvu qu'on lui rende sa souplesse par quelque corps gras.

Ne sait-on pas que le sac, ainsi pelotonné dans le canal, forme des plis qui bouchent son orifice et que l'intestin ne tend pas à s'y engager, parce que ces plis étant appliqués les uns sur les autres, il ne reste plus de vide dans le trajet habituel de la hernie. C'est en affaissant le collet du sac que certaines positions, comme la flexion du tronc sur le bassin et le croisement des jambes, s'opposent à la sortie de la hernie. Dans la première position, c'est le ventre lui-même qui fait pression à l'anneau interne sur l'arcade crurale; dans la seconde la cuisse refoule les bourses vers l'anneau externe et fait l'office d'un compresseur de bas en haut. C'est ce mécanisme que nous nous sommes efforcé d'imiter en comprimant simultanément l'anneau abdominal et le pubis, et c'est pour cela que nous assignons aux pelotes des formes particulières selon les cas. Telle est la théorie que nous croyons pouvoir invoquer en faveur des résultats que nous avons obtenus et qui justifie l'efficacité de certains bandages bien appliqués, parce qu'après la guérison, il ne reste dans l'anneau aucun cordon, aucune dureté. Il nous paraît incontestable que si l'on peut ainsi, à l'aide d'un mécanisme, maintenir exactement les parties dans les mêmes rapports, la nature ne restera pas dans l'inaction et que le sac se resserrera insensiblement et contractera de nouvelles adhérences. Ce travail spontané, qui répare quelquefois les désordres causés par la gangrène, comme l'a si bien démontré Scarpa, aurait-il moins d'influence, lorsqu'il agit sur des parties simplement dilatées? Nous ajouterons que nous avons, en faveur de cette explication, une autorité très-puissante, celle de Samson. On avait conseillé la dissection du sac pour le refouler dans le canal afin d'y former bouchon, et Louis s'était fortement élevé contre cette méthode. Voici ce qu'en dit l'infortuné successeur de Dupuytren : « Il est évident qu'elle (cette dissection) ne pourrait être employée comme méthode générale, car dans la plupart des cas il faudrait une dissection longue, douloureuse et dangereuse pour l'isoler des parties voisines. Mais il est, ainsi que cela a déjà été dit, une espèce de hernie dans laquelle on peut facilement isoler de toutes parts l'enveloppe péritonéale à l'aide du doigt, c'est la hernie crurale, et rien n'empêche alors de la pelotonner dans l'ouverture qui a servi de passage aux viscères. Le sac peut alors se confondre avec la cicatrice générale, et s'opposer par la suite à la reproduction de la hernie.

« Je me suis plusieurs fois conduit de cette manière sur des femmes que j'ai opérées à l'Hôtel-Dieu pour des hernies crurales étranglées. Je n'en ai vu résulter aucun inconvénient. Lorsque les femmes sont sorties de l'hôpital, il m'a paru que la hernie n'avait plus de tendance à se reproduire; mais comme on sent que je n'ai pu les garder longtemps après leur guérison, j'ai dû, par précaution, leur faire porter un bandage, et je n'en ai plus revu aucune. » (*Dict.* en 15 v., t. IX, p. 567.)

Il n'est pas question de l'anneau fibreux dans ce procédé, c'est reconnaître déjà que l'on peut prévenir le retour des hernies, après l'opération, en disséquant le sac pour l'agglomérer dans le canal, ce qui répond à une des objections précédentes; mais de plus il dit, même volume, p. 542 :

« Fabrice de Hilden a fait connaître l'observation remarquable d'un vieillard affecté depuis vingt ans d'une hernie volumineuse et irréductible, et qui, ayant été obligé de s'aliter pendant plusieurs mois pour une autre maladie, s'est trouvé en se levant complétement guéri de sa hernie.

« Arnaud de Ronsil a imité cette guérison spontanée; il est parvenu à guérir plusieurs malades de hernies très-volumineuses, irréductibles, et réputées incurables, en leur faisant garder le lit, et en les amaigrissant par des saignées répétées, par la diète, par l'administration réitérée de purgatifs, par celle de lavements émollients, par les applications d'emplâtres fondants sur la tumeur, ou par l'emploi des frictions mercurielles.

« Il est possible que dans le nombre il se soit trouvé des hernies adhérentes, tout aussi bien que des hernies dont l'irréductibilité était due à l'augmentation de volume des parties déplacées, ou aux altérations organiques qu'elles avaient subies. Quoi qu'il en soit, les observations d'Arnaud prouvent que, quels que soient leur volume et leur ancienneté, les hernies sont susceptibles de céder à un traitement bien dirigé, et que, peut-être, a-t-on eu tort de l'abandonner aussi généralement ou d'en restreindre l'emploi, ainsi que quelques auteurs postérieurs à Arnaud l'ont conseillé, aux hernies irréductibles d'un petit volume. »

Il est évident que ces faits et une foule d'autres non moins authentiques prouvent la possibilité de la guérison des hernies sans opération, que ce célèbre chirurgien, dont le jugement était si sûr, admet la guérison des hernies, même adhérentes, par un traitement bien dirigé, et qu'il semble regretter qu'on fasse si peu d'efforts dans cette direction ; seulement il faudrait être fixé sur les conditions nécessaires à un *traitement bien dirigé ;* nous croyons avoir fait connaître les principales.

Enfin, une dernière preuve en faveur de la guérison des hernies par l'oblitération du sac, que nous devons à M. Nélaton, c'est un fait observé depuis longtemps, mais qui n'a été bien apprécié que par ce dernier chirurgien. Lorsqu'après la réduction de la hernie, le sac reste seul dans le canal, il se trouve bientôt refoulé de la circonférence au centre par une production graisseuse qui bourgeonne à sa périphérie ; c'est une remarque faite par la plupart des anatomistes, et le sac réduit par cette production anormale, ressemble à la longue à une espèce d'ampoule ou de kyste, que l'on a considérée comme une hernie graisseuse, lorsque la dissection l'a fait découvrir dans le canal. M. Nélaton, frappé du pédicule par lequel cette espèce d'ampoule graisseuse adhérait au péritoine, l'ayant examinée avec soin, découvrit qu'il renfermait un petit conduit qui aboutit à une cavité, et il put l'insuffler par l'orifice qui s'ouvre dans le péritoine. Il lui parut évident, dès lors, que ce que l'on avait considéré comme des hernies graisseuses n'était autre chose qu'un ancien sac herniaire, oblitéré par le mécanisme naturel que nous avons indiqué, et que ce que l'on avait considéré comme une espèce de hernie était un mode de guérison.

Cette marche particulière du travail réparateur de la nature est un des arguments les plus favorables au traitement que nous avons adopté ; seulement, il faut d'abord ne pas lui nuire, et ensuite s'efforcer de le seconder. En appliquant sur le canal inguinal une pelote très-convexe, on ne comprime que sur le milieu du sac, et l'intestin peut s'y engager, pour peu que la pelote se déplace. Si, au contraire, elle reste solidement maintenue, elle aplatit le sac sur lui-même, et le travail réparateur de la nature ne peut plus s'effectuer.

Il y a donc ici trois indications à remplir : 1° empêcher l'intestin de s'engager de nouveau dans le sac, même passagèrement ; 2° refouler le sac de bas en haut dans le canal lui-même, parce que s'il était libre le long du cordon, la variation de volume des bourses s'opposerait à la végétation graisseuse ; 3° il faut éviter de comprimer fortement sur la longueur du canal inguinal, parce que l'on s'opposerait à la liberté de la circulation, et par suite, à ce travail réparateur singulier, qui fait, à la longue, d'un sac assez volumineux un simple kyste qu'on avait jusqu'alors méconnu.

Pour aider la nature et atteindre le but, il faut comprimer simultanément sur l'anneau abdominal et sur le fond du sac refoulé dans le canal inguinal, par conséquent sur l'anneau externe. Nous avions primitivement fait usage d'un bandage à deux pelotes qui fut communiqué à la Société de chirurgie, il y a environ trois ans; mais l'expérience nous a démontré depuis, qu'une seule pelote peut remplir cette double indication en présentant une légère concavité à son milieu. Des deux extrémités, la supérieure doit être oblique et suivre la direction de l'arcade crurale; l'inférieure, beaucoup plus étroite, doit s'appliquer le plus exactement possible sur l'anneau externe. Nous avons remarqué aussi que les garnitures nuisent souvent à la guérison, soit qu'elles entretiennent trop de chaleur, soit qu'elles fassent glisser plus facilement la pelote sur le point où elle est appliquée. L'ivoire, le liége, le bois, le caoutchouc, sont les substances qui se prêtent le mieux à cette nécessité, parce qu'elles ne sont pas pénétrées par la transpiration; elles exigent une pression moins forte, et il est plus facile de les modeler sur la forme et la direction du canal inguinal. On doit s'en servir momentanément, lorsque l'on veut tenter d'obtenir la cure radicale. Nous recommandons de comprimer à l'orifice abdominal, parce que, sans cette précaution, l'intestin séjourne dans le canal, lors même que la pression sur son orifice externe est bien exacte, et il reste toujours une hernie intra-inguinale. Il ne faut exercer qu'une pression très-modérée sur le canal, parce qu'alors on n'y intercepte pas la circulation, on ne déprime pas les bourgeons graisseux qui tendent à se développer autour du sac, lorsqu'il conserve longtemps ses rapports avec les mêmes points du canal, sans être distendu par l'intestin ou l'épiploon.

HERNIE CRURALE. — Tous les appareils que nous avons énumérés plus haut peuvent, lorsqu'ils sont faits avec soin et choisis avec discernement, contenir la plupart des hernies inguinales; mais ils ne sont pas, à beaucoup près, aussi efficaces pour la hernie crurale. Un chirurgien, dont personne ne contestera la compétence, M. Malgaigne, qui fait autorité en cette matière, nous a déclaré qu'il ne connaissait rien pour la contenir et nous a fortement engagé à continuer nos efforts pour combler cette lacune. Encouragé par l'opinion de ce savant praticien, nous avons fait une étude spéciale de cette variété et nous sommes parvenu, à force de tâtonnements, à la maintenir avec autant de succès que les autres. Nous oserions même presque dire, d'après les cas que nous avons observés jusqu'à présent, qu'elle est généralement plus facile à contenir que l'entéro-épiplocèle; et cela se comprendra, si l'on réfléchit que dans la majorité des cas, elle n'est pas constituée par une anse intestinale complète, mais bien par une portion des parois de l'intestin; tellement que dans ces hernies ordinairement de petit volume, le canal intestinal n'est pas complétement interrompu.

D'après la distinction que nous avons établie, concernant la hernie curale, nous devons la contenir par des moyens différents.

Si la tumeur se présente directement dans l'anneau crural, au côté interne de la veine du même nom, le bandage ne diffère de l'inguinal que par la disposition presque inverse de la pelote, c'est-à-dire que c'est le côté le plus large qui doit se présenter à l'orifice de la hernie. Mais cette variété est loin d'être la plus fréquente, c'est surtout la hernie formée à travers les ouvertures aponévrotiques de l'infundibulum que nous nous sommes efforcé de contenir.

Pour ce cas, l'appareil dont nous faisons usage diffère du précédent par le mécanisme de la pelote et son assemblage avec le ressort; on peut s'en faire une idée exacte par l'examen des fig. 6, 7, 8 et 9 de la première série. La direction du ressort de la pelote porte la puissance sur le bord inférieur, et la pression s'exerce toujours de bas en haut. C'est avec le même appareil que nous exerçons le taxis mécanique continu dans cette hernie, seulement la pelote au lieu d'être plate est un peu concave (fig. 9 de la 1re série).

Nous avons aussi appliqué le ressort antérieur à la hernie crurale ; mais le premier remplissant les indications et s'écartant moins des systèmes usités, nous ne le recommandons qu'aux personnes qui ne pourraient pas supporter le premier, ou bien lorsqu'on veut en même temps soutenir le ventre par une ceinture hypogastrique (V. fig. 6, 2e série).

Quoique généralement peu volumineuses, les

hernies crurales déjà anciennes présentent cependant moins de chances de guérison radicale, et il doit en être ainsi. La disposition du canal crural rend à peu près impossible la pression sur son orifice interne; la pelote ne maintenant que l'orifice de sortie, le sac et la hernie séjournent dans le canal, et ils sont toujours exposés à céder aux moindres impulsions qu'ils reçoivent de l'abdomen. Il n'en est pas de même de la hernie inguinale : la situation du canal qu'elle parcourt, au-devant de l'arcade crurale, rend la pression sur l'orifice interne beaucoup plus commode, et la hernie y perd plus facilement son droit de domicile. Il faut donc, pour la hernie crurale, que la face de la pelote qui s'applique sur l'orifice de sortie, soit appropriée au plan sur lequel elle doit reposer. Or, il y a une distinction à faire : ou bien la hernie fait saillie directement à travers le canal crural, ou bien elle ne se forme qu'après avoir glissé dans le creux de la cuisse, derrière le prolongement fibreux, décrit par Thomson.

Dans le premier cas, la pelote doit s'appliquer en haut sur l'arcade crurale, et en bas sur la branche transversale du pubis; cette région présente une surface un peu arrondie : il faut donc éviter au moins que la pelote soit convexe, il serait préférable qu'elle fût légèrement concave et que son bord inférieur reçût toujours du ressort plus de pression que le supérieur. Dans la seconde hypothèse, c'est-à-dire si l'intestin a glissé dans l'infundibulum dont il a vaincu la résistance, il faut que la pelote soit presque plate comme la surface qui doit la recevoir; elle doit surtout plonger fortement dans le creux de la cuisse, et comprimer toujours par son bord inférieur de bas en haut.

Si la hernie crurale n'est pas guérie radicalement par cet appareil, elle est au moins parfaitement contenue. C'est un résultat qu'aucun autre bandage n'avait fourni jusqu'à présent.

Tous ces appareils, qu'ils soient destinés à la hernie inguinale ou à la hernie crurale, s'appliquent ordinairement sans sous-cuisse ; cependant, dans les cas très-difficiles et surtout chez les sujets maigres, cet accessoire devient quelquefois indispensable, et l'expérience nous a démontré qu'il est préférable de le fixer au côté opposé à la hernie, en le faisant croiser obliquement sur le périnée. Cette disposition a l'avantage de tirer la pelote suivant la longueur du canal et de laisser au ressort sa position naturelle ; les deux points d'insertion ne se trouvant pas du même côté, la direction du ressort est invariablement horizontale, quelque libre que soit la courroie (Voir la fig. 1, 2e série).

Hernie ombilicale. — La hernie ombilicale est ordinairement contenue par un ressort demi-circulaire, terminé par une plaque ovale, proportionnée à la hernie, ou par une simple ceinture munie d'une pelote diversement conformée. Nous lui avons substitué un appareil d'une extrême simplicité, qui remplit parfaitement le but et ne produit ni excoriations ni douleurs sur les côtés ou sur l'épine dorsale. Il consiste en un véritable arc de cercle, variable suivant l'âge, entre 15 et 40 centimètres, et qui se fixe autour du corps par une ceinture (fig. 3 et 4, 2e série).

A son milieu est fixée, du côté convexe, une pelote plus ou moins large selon le besoin, plate ou creuse, avec ou sans mamelon, suivant l'intensité, le volume et la réductibilité de la hernie, ou l'embonpoint du sujet, comme le prescrivent MM. Malgaigne et Belmas. Il est surtout d'une admirable efficacité chez les enfants auxquels cette infirmité fait pousser des cris incessants, qui aggravent le mal. La régularité de la pression et l'espace qu'il laisse libre entre l'abdomen et le ressort le rendent préférable aux anciens appareils et aux bandelettes de diachylum, qui ne cèdent point au développement du ventre et produisent quelquefois l'érythème de la peau.

Ces avantages s'appliquent également aux adultes, et sont surtout appréciés par les personnes qui ont un excès d'embonpoint; car ici, comme pour la hernie inguinale, sa pression, faible pendant l'inaction, augmente chaque fois que les muscles de l'abdomen ou des lombes se contractent. Il suit les mouvements des parois du ventre, et la pelote se déplace rarement, même chez les enfants au maillot; néanmoins, on ajoute quelquefois aux petits appareils destinés à cet âge, un appendice en peau qui sert à les fixer au besoin à quelque partie des vêtements. Lorsque le volume des hernies exige une plaque très-large, l'expérience nous a fait reconnaître un inconvénient, c'est la difficulté de trouver le centre de pression demandé par la forme du ventre chez chaque individu. Nous l'avons surmontée en faisant établir verticalement sur la plaque une série de trous qui permettent de changer la place du ressort à volonté, et d'abaisser ou élever selon le besoin, le centre de pression.

CEINTURE HYPOGASTRIQUE.

Le sujet que nous venons de traiter ne nous permet pas de passer sous silence une autre série d'infirmités que nous avons déjà signalées, qui sont particulières aux femmes, à cause de leur organisation; qui dépendent habituellement des mêmes causes plus ou moins directement, et qui expliquent la fréquence moins grande chez elles des hernies par les anneaux. Leur traitement réclame les mêmes précautions hygiéniques et quelquefois l'usage de moyens mécaniques analogues.

La matrice exige, par la nature de ses fonctions, une grande liberté, et la plupart des habitudes de notre civilisation tendent à l'en priver : logée dans le fond du bassin, et fixée par des ligaments lâches et extensibles, elle cède aux impulsions qu'elle reçoit de l'abdomen et vient presque toujours appuyer son orifice sur la paroi postérieure du vagin.

Les mêmes causes se renouvelant, l'utérus s'incline sur les côtés, se renverse ou s'abaisse jusqu'à la vulve, s'échappe même quelquefois entièrement au dehors. Telle est l'origine la plus ordinaire des maladies de cet organe, de ses dérangements fonctionnels, de la plupart de ses déplacements et de son expulsion complète de l'excavation pelvienne. Si l'on observait avec soin, on reconnaîtrait que ces accidents sont peut-être aussi communs que les hernies. Ils arrivent surtout chez les femmes qui ont eu des enfants; parce que le développement de la matrice a détruit les rapports des viscères, et que l'organisme, loin d'être secondé dans ces tendances naturelles à les rétablir, est presque toujours contrarié par des habitudes vicieuses ou des imprudences.

Nous avons démontré que les habitudes actuelles ont pour effet de resserrer la partie moyenne du corps, surtout depuis l'usage abusif des corsets, et que c'est le bas-ventre qui supplée au rétrécissement de la cavité abdominale. C'est parce que ce genre de vêtement empêche les viscères de remonter dans l'épigastre, que les femmes éprouvent si souvent de la faiblesse dans le bas-ventre et des tiraillements dans les reins, quand elles se livrent à quelque travail pénible, surtout lorsque les cuisses sont fléchies sur le bassin. Il est naturel que l'on observe cette faiblesse surtout après les grossesses, parce que la matrice a refoulé ou distendu les parties molles sur lesquelles elle doit retrouver son point d'appui habituel ; la vie sédentaire y contribue aussi, parce qu'elle a pour effet l'affaiblissement de cette région par l'inaction prolongée et la concentration de la chaleur et des sécrétions. Ce sont aussi les mêmes causes qui, agissant avec plus ou moins d'intensité, selon la constitution, engendrent, au défaut du déplacement de la matrice, ce flux perpétuel de l'appareil générateur, qui ne s'observe sur aucune autre muqueuse, qui est moindre ou n'existe pas, selon les habitudes, les professions ou les climats, et que ne présentent jamais les espèces animales chez lesquelles ces organes et ces fonctions diffèrent si peu de ceux de l'espèce humaine.

L'état de plénitude de la vessie, qui est une conséquence ordinaire des habitudes sédentaires, n'est pas non plus sans action. Les convenances sociales ne permettent pas toujours de satisfaire aux fonctions naturelles, chaque fois que le besoin s'en fait sentir ; le réservoir de l'urine acquiert progressivement des dimensions anormales, et son volume, qui forme un nouvel obstacle entre les intestins et la matrice, augmenté du poids de son contenu, exerce sur ce dernier organe une pression qui l'abaisse ou le déprime tantôt sur les côtés, tantôt en arrière.

Les matières fécales qui séjournent dans le rectum, ne doivent pas rester étrangères aux inflexions latérales de la matrice; il est évident que le cylindre formé par leur accumulation fait glisser le col de la matrice sur les côtés, pendant que le reste de l'organe se trouve entraîné du côté opposé. Mais cette accumulation des résidus de la digestion dans le rectum, est-elle bien naturelle? le sphincter supérieur si bien décrit par M. Nélaton est-il sans utilité? Il nous semble, et notre judicieux confrère nous autorise à dire qu'il partage cette opinion, que si les fèces une fois descendues dans le petit bassin, y font un long séjour, c'est probablement grâce aux habitudes de la civilisation. Le rectum paraît être plutôt un canal de passage qu'un réservoir pour les matières fécales. Les pressions circulaires s'exerçant latéralement sur les côlons ascendant et descendant, précipitent la marche des gaz et des résidus accumulés dans la partie inférieure de ce dernier et le forcent à franchir prématurément le sphincter supérieur; descendues dans le petit bassin, ces matières ne reçoivent plus l'impulsion des muscles abdominaux et la contractilité du rectum se fait quelquefois longtemps attendre, surtout chez les personnes sédentaires, qui ont l'habitude de la provoquer par un moyen factice, peut-être trop usité, moyen qui a l'inconvénient lui-même d'augmenter la paresse des fonctions alvines.

N'est-il pas rationnel d'attribuer à la réunion de toutes ces perversions fonctionnelles, dues aux habitudes sociales, cette prodigieuse quantité d'affections de la matrice, qui ne s'observent pas dans la même proportion, dans toutes les conditions ou dans tous les pays, et qui prennent une forme et une gravité différentes, selon la constitution et la manière de vivre de chaque malade? Un de nos jeunes chirurgiens les plus distingués, M. Huguier, disait récemment, dans une de ses savantes leçons sur les maladies de l'utérus, que *le cancer s'observe plus souvent au sein des villes que dans les campagnes, ce qui doit tenir aux habitudes, au genre de vie des femmes qui habitent les grandes villes, où le système nerveux en général, et celui de l'utérus en particulier, est exposé à une plus forte et plus fréquente excitation.* Mais il y a eu de tout temps des villes populeuses et civilisées où le système nerveux général ou utérin étaient excités comme aujourd'hui, quelquefois davantage, et les affections de l'utérus étaient cependant moins communes. Les habitudes sédentaires de la civilisation seraient à la vérité une des causes les plus plausibles de ces affections; mais comment expliquer alors, que dans certains pays où la plupart des femmes ne sortent et ne marchent jamais, les maladies de cet organe sont extrêmement rares? Puis, est-ce parmi les femmes les plus nerveuses que l'on trouve les affections de l'utérus? C'est un fait au moins contestable : les femmes hystériques même, n'ont pas habituellement d'affections appréciables de l'utérus, et les femmes qui sont affligées des affections de l'utérus les plus graves ne sont pas pour cela hystériques. Ne trouve-t-on pas aujourd'hui, dans la clientèle ordinaire, même dans les campagnes et surtout dans les hôpitaux, de malheureuses femmes rongées par des lésions organiques de la matrice, qui n'ont jamais eu d'accidents nerveux, qui n'ont éprouvé, grâce à une organisation en quelque sorte passive, aucune excitation ni générale ni locale. Les affections de la matrice qu'on n'avait jusqu'alors observées que dans les villes, ont envahi les campagnes depuis que l'usage des corsets est devenu général. N'est-ce pas, à défaut d'autres causes plus vraisemblables, la forme vicieuse des vêtements qui doit le plus fixer notre attention ? N'est-il pas raisonnable de penser qu'en détournant ces causes perpétuelles de congestion sur l'utérus, il est presque certain que l'on préviendrait la plupart des affections de cet organe, qui, légères d'abord, prennent, avec la persistance de la cause, un caractère de gravité, passent peu à peu à l'état chronique et de l'état chronique à la dégénérescence? Et lors même que les pressions exagérées sur le ventre ne seraient pas cause des premiers accidents qui se développent sur l'utérus, si elles contribuent à rendre graves des affections primitivement légères, ne doivent-elles pas fixer l'attention du médecin? ne vaut-il pas mieux prévenir que réprimer? Et si nous sommes dans le vrai, peut-on compter beaucoup sur l'efficacité du traitement le mieux dirigé, lorsque la cause du mal persiste toujours?

Dupuytren ne prescrivait, dit-on, contre les déplacements de la matrice, quels que fussent leur degré et leur variété, d'autres moyens que les bains froids et les bains de mer, et ce grand praticien obtenait assurément des résultats favorables; mais il faut persévérer longtemps dans l'emploi de ces moyens, pour rendre la guérison durable, sinon le renouvellement des efforts et de la pression des viscères reproduirait bientôt l'infirmité. D'un autre côté, si l'on peut, dans toutes les positions, faire usage de l'eau froide, il n'en est pas de même des bains de mer, dont l'efficacité est bien plus grande, et qu'il faut, à grands frais, aller chercher au loin. C'est pour résister aux causes sans cesse imminentes, pour consolider la guérison quand elle est obtenue, et tenter de l'obtenir mécaniquement lorsque les autres moyens sont impraticables, que les ceintures hypogastriques ont pris grande faveur depuis quelques années. MM. Fouquier, Velpeau, Andral, Lallemand, Paul Dubois et presque tous les praticiens les prescrivent aujourd'hui, avec confiance, dans les déplacements de l'utérus, dans les déviations latérales, les antéversions, les rétroversions et les simples abaissements. Mais ces appareils, comme tout le monde le sait, ne redressent pas la matrice elle-même, car cet organe ne s'élève pas au-dessus du pubis; leur efficacité n'est due qu'à leur propriété de soutenir le bas-ventre et de résister aux impulsions du diaphragme, qui refoulent les viscères dans le petit bassin.

Le principe est bon en lui-même; mais voyons si les moyens que l'on emploie remplissent bien le but que l'on veut atteindre.

Parmi les ceintures employées pour contenir l'hypogastre, les unes, en tissus de lin, de coton, de laine ou de caoutchouc, sont disposées suivant la conformation du ventre et emboîtent la saillie des hanches; les autres, composées d'un ressort circulaire et d'une plaque métallique rembourrée, sont destinées à comprimer uniquement la région hypogastrique.

Les premières, sujettes à remonter à la suite des mouvements du tronc et des membres, nécessitent des sous-cuisses déjà fort gênants, ou des baleines pour les maintenir tendues, et leur compression plus forte sur les parties saillantes est à peu près nulle dans les fosses iliaques. Les secondes, qui méritent les mêmes reproches, sont lourdes et gênantes; la pression de leur plaque, au-dessus du pubis, sur les deux muscles les plus puissants du ventre, est ordinairement sans effet. Les énergiques contractions de ces muscles les repoussent à chaque instant, et en admettant qu'elles puissent quelquefois leur résister, les intestins glissent sur les côtés et ne se précipitent pas moins dans le petit bassin.

Ce n'est donc pas en diminuant le diamètre antéro-postérieur du bas-ventre seulement que l'on peut affranchir la matrice de la pression des intestins, mais bien en soutenant l'extrémité inférieure de l'ovoïde abdominal, dans toute son étendue, et surtout les parties les plus faibles, celles qui remplissent l'échancrure ilio-pubienne. La nouvelle ceinture hypogastrique que nous proposons nous a semblé remplir parfaitement ces indications.

Cet appareil que l'on peut appeler aussi bandage ventral, car il est très-convenable pour contenir les hernies de ce nom, est composé du ressort que nous avons déjà décrit, qui est concave en avant, et d'une espèce de plaque métallique un peu flexible, concave en arrière, c'est-à-dire de manière à emboîter tout le bas-ventre en suivant l'arcade crurale (fig. 1, 3e série). Échancrée à son bord inférieur pour loger la symphyse du pubis et garnie convenablement, elle peut être complétée en haut par un tissu élastique qui adhère au bord concave et à chaque extrémité du croissant, de manière à compléter cette espèce de coquille hypogastrique. Cet appareil se fixe autour du corps comme ceux que nous avons déjà décrits, sans être en contact avec aucune saillie osseuse, et se relâche dans l'état de repos. Sa pression s'exerce sur les ouvertures qui livrent habituellement passage aux hernies, repousse de chaque côté les muscles droits vers la ligne médiane, et remédie aux écartements de la ligne blanche; par sa direction de bas en haut, il rétablit l'équilibre rompu par les habitudes de la mode, et maintient les intestins au-dessus du détroit supérieur. La matrice n'ayant plus à supporter leur poids, trouve dans ses ligaments un soutien suffisant, reprend peu à peu sa place naturelle au milieu du petit bassin sous l'influence de la position et de quelque médication locale. C'est ainsi que cet appareil, bien combiné, guérit les déviations de la matrice et prévient ou diminue ses prédispositions au prolapsus. Mais chez certaines femmes très-irritables, ou dont les parois abdominales très-grasses sont molles et pendantes au-devant du pubis, cet appareil est difficilement supporté, parce que la forme du ventre change selon les attitudes du corps. Nous faisons faire pour les cas de cette nature, une coquille modelée sur le ventre et qui reçoit sa solidité de quelques lames ou fils métalliques doublés à angle très-aigu de manière à faire levier pour augmenter la pression de l'appareil de bas en haut; elle s'applique sur la malade au moyen d'une large ceinture qui se divise à ses extrémités de manière à augmenter la solidité de l'appareil en s'y fixant par quatre points d'insertion. Cette division des points d'attache permet de serrer plus ou moins dans un sens ou dans l'autre, selon les sensations de la malade, et la forme solide et concave de cette espèce de coquille hypogastrique l'empêche de remonter, bien qu'elle ne soit pas retenue par des sous-cuisse. Il faut tenir compte aussi du genre d'exercice auquel les femmes sont obligées de se livrer. Si la malade exerce une profession qui l'oblige à se baisser souvent, elle ne peut, lors même que le ventre est d'un volume normal, supporter aucune ceinture hypogastrique, pas plus celles que nous venons de décrire que les autres. Néanmoins comme dans ce cas, il faut soutenir le bas-ventre et laisser les mouvements libres, nous substituons à la plaque hypogastrique une espèce de croissant, un peu plus long que large qui soutient le ventre de bas en haut sans gêner les mouvements de flexion en avant ou sur les côtés. Il est également appliqué sur le ventre par un arc de cercle métallique, mais au lieu de se fixer à la plaque, il est monté sur un petit ressort semblable à celui de la pelote crurale qui est entaillé au milieu de la plaque hypogastrique; la pression s'exerce toujours de bas en haut et diminue d'intensité pendant le repos; ce qui nous paraît un résultat immense, attendu que pendant l'inaction, les muscles du ventre ne restant pas tendus, la pression est inutile et gênante.

Ces simples précautions suffisent le plus souvent pour lutter efficacement contre le déplacement des viscères, occasionné par les corsets ou le poids de cette masse de vêtements de dessous fixés par des cordons autour du ventre. La plupart des maladies de l'utérus et surtout les plus récemment décrites, pour lesquelles on use peut-être trop de la cautérisation, sont fréquemment guéries par l'usage de ces appareils, aidé de quelques injections toniques ou astringentes. Mais il n'en est pas de même lorsque le degré de déplacement arrive jusqu'au prolapsus : la matrice doit alors être soutenue directement, et c'est dans les cas de cette nature que l'on a exagéré les avantages et les inconvénients des pessaires.

Tout système exclusif en médecine pratique doit inspirer quelque défiance. Il faut que les ressources de l'art varient suivant les causes et la nature des maladies, suivant la constitution et l'irritabilité des malades. Et c'est cette inspiration spontanée qui suggère sans tâtonnements, le moyen convenable à la circonstance, qui constitue la qualité la plus brillante du médecin. Telle malade se trouve mieux d'un pessaire que d'un compresseur externe, parce que celui-ci irrite par son frottement les parties génitales externes ; telle autre préfère le compresseur sur le périnée, parce qu'elle a les parties génitales externes moins irritables ; chez quelques autres, la présence de corps étrangers dans le vagin donne lieu à des écoulements, à des ulcérations, qui ne permettent pas de continuer l'usage des pessaires sans inconvénients graves.

Ce serait en vain que l'on chercherait à faire ressortir les caractères différentiels qui peuvent apprendre à prévoir tel ou tel autre accident, c'est au praticien à juger de l'avantage ou des inconvénients des pessaires, suivant les impressions qui résultent de son examen ou de ses premières tentatives.

Ici, comme presque toujours en médecine, le

succès est dans l'opportunité et lorsque les pessaires sont employés sans indication bien précise, contre les déplacements latéraux de l'utérus, ou contre ses inflexions, ils sont au moins insuffisants, quand ils ne sont pas nuisibles, à moins qu'ils ne soient d'une forme spéciale appropriée à la circonstance. Il est aussi des cas douteux où la variété des maladies et des constitutions rend quelques erreurs inévitables; on sait que ces instruments se trouvent la plupart du temps entre les mains de gens moins aptes que les médecins à juger de leur utilité, ce sont probablement les accidents qui sont la suite des applications intempestives, que l'on voit plus souvent dans les hôpitaux que partout ailleurs, qui ont affaibli la confiance des praticiens dans l'emploi de ce moyen mécanique.

Notre expérience n'est pas assez longue pour que nous osions entreprendre une discussion critique sur la valeur et le danger des pessaires, nous nous bornerons à indiquer un moyen qu'on peut leur substituer, sans toutefois exagérer ses avantages.

Parmi les auteurs peu partisans des pessaires, nous citerons M. Ollivier, jeune chirurgien distingué, auteur d'un excellent Mémoire sur la matière, et deux infatigables investigateurs, dont l'opinion est d'un poids considérable dans la science et dans la pratique. M. le professeur Velpeau, après avoir discuté les avantages et les inconvénients des pessaires, termine en disant : « Puisque ces instruments sont si loin d'être inof-« fensifs, pourquoi donc en continuer l'usage! il « est du moins certain qu'ils devraient être pro-« scrits dans une foule de circonstances où l'on y « a recours » (*Méd. op.*, t. IV, p. 375).

Voici comment s'exprime le professeur Piorry dans le dernier volume dont il vient d'enrichir la science : « N° 10038. Disons aussi quelques mots de la manière de contenir les déplacements de l'utérus et d'éviter à la femme, au moins dans la très-grande majorité des cas, l'*insupportable incommodité de porter un pessaire*. L'idée d'un moyen très-utile à employer pour y parvenir nous appartient; mais elle a appartenu à un autre médecin avant nous, et nous ne connaissions pas son très-remarquable travail, lorsque nous avons fait exécuter par MM. Noël et Drapier, un appareil contentif fort analogue à celui qu'il a proposé. Nous nous plaisons à citer cet auteur (M. Annan) qui a publié, plusieurs années avant nous, la description de ce bandage. On ne comprend pas facilement comment le procédé qu'il décrit est resté presque inconnu, et comment il n'est pas entré dans la pratique; c'est que la plupart des gens suivent une aveugle routine, c'est que la plupart des médecins ne lisent pas et croient sans doute que la science véritable se borne à leur étroite expérience personnelle.»

M. Piorry fut conduit à se servir d'un moyen autre que les pessaires généralement employés, par l'induction d'un fait connu, mais dont on n'avait pas tiré le même parti. Ayant remarqué que dans les cas où la matrice abaissée sur le rectum détermine dans le ventre des tiraillements douloureux, ils cessent momentanément aussitôt que l'on soulève l'organe avec le doigt, il eut l'idée d'agir dans le même sens à travers l'épaisseur du périnée, et fit fabriquer un bandage contentif pour le soutenir.

Le médecin dont parle M. Piorry et qui mérite les honneurs de la priorité, le docteur Annan, fit connaître son appareil en France, vers 1836 ou 37, par les journaux anglais.

Il explique de la manière suivante l'utilité de l'appareil dont il est l'inventeur :

« Dans l'état normal, le vagin est le soutien principal de la matrice ; sa contraction continuelle est un obstacle à la descente de l'utérus. Cette colonne affaiblie et élargie par la présence d'un pessaire quelconque, il en résulte nécessairement une augmentation dans les conditions morbides du prolapsus. Les pessaires agissent donc comme les causes mêmes de la descente, et bien qu'ils puissent soutenir mécaniquement la matrice, cet état provisoire n'a lieu qu'aux dépens de la santé des organes.

« Le moyen nouveau que je vais décrire consiste dans un instrument que j'ai employé pour la première fois pour une procidence du rectum, avec un succès complet. C'est à peu près le même instrument dont se servent les chirurgiens anglais pour retenir le prolapsus de l'anus. Ce dernier se compose comme on sait : 1° d'un ressort métallique circulaire qui embrasse tout le bassin comme le bandage herniaire ; 2° d'une tige courbe qui, partant de l'angle sacro-vertébral, se termine à l'anus. Mon appareil diffère du précédent, en ce qu'il porte au bout inférieur de la tige descendante une plaque circulaire trouée à son centre, à laquelle sont attachées deux petites courroies étroites. En serrant ou en relâchant un petit écrou dont la plaque est douée, on peut graduer à volonté sa pression sur l'anus. J'ai aussi fait rendre plus forte et plus élastique la tige en question, afin qu'elle puisse se prêter et résister aux différents mouvements du tronc. Cette machine comprime l'anus et le périnée; elle s'oppose parfaitement à la descente de l'utérus, améliore l'état des hémorrhoïdes et guérit la procidence rectale s'il y en a. D'autres modifications cependant ont été nécessaires dans quelques cas» (*The amer. journ. of the medical sciences*, 1836).

M. Fabre (*Dict. des dict. de médecine*, t. VIII, p. 760) dit « que dans une observation rapportée par l'auteur, il a fallu déplacer la tige comprimante courbe, l'appliquer à la partie antérieure du cercle et la faire aller d'avant en arrière pour comprimer le périnée, au lieu de la fixer en arrière vers le sacrum, ce qui était incommode. Les femmes qui en ont fait usage ont pu faire de grandes courses, vaquer à leurs affaires, sans en être incommodées et sans voir reparaître leur infirmité. Il serait à désirer, dit-il, que ce mécanisme si simple fût importé chez nous, il aurait l'avantage de ne pas empêcher l'emploi des moyens généraux. »

C'est par les conseils de M. Piorry, qui avait connaissance de nos essais sur les bandages, que nous fûmes conduit à suivre la voie qu'Annan et lui nous avaient ouverte, et dans nos premières tentatives nous fîmes usage du simple ressort antérieur, espèce d'arc de cercle que nous avons décrit plus haut et qui devait comprimer par son côté convexe; mais il blessait les cuisses, et il fallut y renoncer. Il nous vint alors à la pensée de lui appliquer une autre petite lame supplémentaire qui agit en sens inverse, et à l'extrémité de laquelle se trouve la pelote (fig. 2, 3e série). Au moyen de cette addition l'arc de cercle se trouvait éloigné du pubis, on put diminuer aussi son épaisseur, et il n'exerça plus de frottement douloureux sur les cuisses.

Comme cet appareil avait besoin d'un point d'appui, de même que ceux de MM. Annan et Piorry, nous profitâmes de l'efficacité que nous avions reconnue à la ceinture hypogastrique que nous avons décrite, pour lui associer la compression périnéale. Tel est l'appareil que nous avons adopté en dernier lieu, après une foule de tâtonnements, et nous croyons qu'il remplit les indications aussi bien que possible. Il maintient en effet très-exactement la matrice réduite; sa pression sur le périnée neutralise entièrement le malaise occasionné par le poids de l'organe sur le fondement; et il peut au besoin, avec une légère modification de la pelote, remédier aux chutes du rectum. Il a de plus l'avantage de soutenir le bas-ventre, d'empêcher les viscères abdominaux de peser sur la vessie et la matrice; cette disposition qui n'est pas à dédaigner pour les femmes qui ont le ventre développé est d'un avantage immense pour celles qui sont affectées de hernie ou d'écartement de la ligne blanche, il les contient en même temps.

Nous reconnaissons, comme ceux qui ont traité ce sujet avant nous, que dans les cas de procidence de l'utérus, la pratique répond parfaitement à la théorie, et que les femmes qui font usage de ces appareils sont promptement soulagées. Mais nous ne sommes pas encore convaincu qu'on puisse par ce moyen obtenir une entière guérison. Nous avons ajouté une probabilité de plus au succès en affranchissant la matrice et ses annexes de la pression des intestins pendant que le compresseur la repousse en haut, et cependant nous avons vu ordinairement dans les cas que nous avons obtenus, l'accident se reproduire après quelques jours d'exercice, lorsque les malades ont cessé de porter l'appareil contentif.

Cela tient d'abord à ce que la pression, quelque forte qu'elle soit, ne peut pas repousser la matrice à sa place naturelle; ensuite à ce que l'explication de notre confrère américain est trop absolue. Le vagin n'est pas *le soutien principal de la matrice ;* ses contractions sont tout au plus un faible obstacle à la descente de l'utérus, et la preuve, c'est que nous avons observé des cas d'abaissement considérables de la matrice chez des jeunes personnes, qui portaient des signes évidents de virginité, et chez lesquelles le canal vaginal quoique très-étroit était plissé et raccourci par le poids de la matrice plus volumineuse et plus abaissée qu'à l'état normal. Jusque-là le traitement est donc simplement palliatif. Si l'on veut obtenir davantage et appliquer ce moyen aux autres degrés de l'abaissement, il faut d'abord éloigner les causes et ensuite maintenir la matrice à sa place, pendant un laps de temps assez long, pour que les ligaments puissent reprendre de la solidité. La plaque hypogastrique, comme nous l'avons décrite, remplit la première indication, mais le compresseur périnéal est insuffisant pour la seconde.

Ainsi, quoique très-convaincu de l'utilité de la ceinture hypogastrique et de son association au compresseur périnéal pour remplacer les pessaires, il nous a semblé que cet appareil ne maintient la matrice qu'incomplétement réduite, et si l'on veut tenter la guérison absolue il faut recourir à d'autres moyens. Voici celui que nous expérimentons présentement.

Lorsque l'abaissement de la matrice, quel que soit son volume, est perpendiculaire, c'est-à-dire si le col vient peser sur le rectum ou suit la direction du canal vaginal, nous introduisons un petit pessaire qui reçoit le col de la matrice dans son ouverture, et nous le maintenons en place au moyen du compresseur périnéal. Si l'on veut que la malade le retire facilement le soir, pour faire usage des moyens médicamenteux et de propreté, indiqués par le médecin, et replacer elle-même l'instrument le lendemain avant de se lever, il faut lui apprendre à se servir d'un pessaire élytroïde un peu aplati à l'extrémité qui doit glisser sous la matrice, et légèrement excavé pour recevoir le col; autrement ceux-ci glisseraient sur les côtés. Les deux principaux inconvénients des pessaires proviennent de leur volume et de leur séjour prolongé : ils sont évités par cette méthode, et si nous nous abstenons de la préconiser et de la développer avec plus de détails, c'est que nous croyons devoir attendre qu'une expérience plus longue nous ait fourni des faits assez nombreux pour la confirmer.

Mais en admettant que l'efficacité de cette addition soit sanctionnée par l'expérience, elle sera encore insuffisante lorsque le déplacement cessera de suivre la ligne médiane, car alors, ce support intermédiaire augmenterait la déviation si elle était légère et serait au moins inutile si la matrice était devenue tout à fait transversale. Ne serait-il pas possible dans les cas de rétroversion et d'antéversion, de même que dans les déplacements latéraux, de ramener le col au centre, en ajoutant à un petit pessaire à cuvette une tige élastique qui prendrait son point d'appui sur un compresseur vulvo-périnéal? On pourrait, au moyen d'un mandrin ou d'une espèce de broche élastique qui flotterait dans le calibre de la tige, soutenue elle-même par un ressort à boudin, ramener la cuvette en sens inverse de la direction du col utérin; ce mécanisme tiendrait la matrice à son siége normal, et la ceinture hypogastrique éloignerait du petit bassin les impulsions et le poids des intestins, pendant que les ligaments reprendraient assez de force pour remplir leurs fonctions. On préviendrait ainsi la dilatation du vagin, et l'affaiblissement qui en est la conséquence inévitable.

Nous signalons cette idée à ceux de nos confrères qui sont mieux placés que nous pour l'observation, parce que nous avons un précédent en sa faveur, et d'ailleurs au lieu de nous défendre l'expérimentation, l'humanité ne nous en fait-elle pas un devoir, lorsque l'art est reconnu impuissant et surtout s'il est certain que l'on ne peut pas nuire; c'est dans ces circonstances que l'on doit se rappeler le précepte : *Meliùs est anceps quàm nullum experiri.....*

Une dame pour laquelle les professeurs Chomel, Velpeau et Piorry, ont été consultés porte depuis plusieurs années, dans le petit bassin, une tumeur ovarique qui, venant s'appuyer sur le milieu du corps de la matrice, produisait au-dessus du col un obstacle mécanique qui cédait un peu pendant le decubitus sur le côté où se trouve la tumeur, mais se renouvelait dans toutes les autres positions; il en résultait des hémorragies continuelles qui devenaient une complication plus fâcheuse que le mal lui-même. Les médicaments internes, et les astringents locaux avaient été impuissants, comme on devait le prévoir, et le danger devenait imminent, lorsque nous fûmes assez heureux pour faire cesser les pertes en refoulant le col de la matrice au-dessus de la tumeur au moyen d'une grosse sonde œsophagienne. Le pavillon de la sonde fit l'office de pessaire à cuvette et la portion de la sonde qui formait la tige était fortifiée par un petit ressort à boudin soutenu à la vulve par une lame métallique flexible sur laquelle il était fixé. Les hémorragies étant devenues de plus en plus rares, nous espérons que le poids de la tumeur l'entraînant toujours en bas, elle refoulera la matrice tout entière en haut et que les accidents de cette complication seront moins à craindre à l'avenir.

Nous venons d'indiquer dans cette seconde partie les principes qui doivent diriger le choix et l'application des bandages, et nous leur avons fait subir des modifications que nous croyons indispensables pour obtenir la cure radicale des hernies; sans prétendre toutefois qu'ils doivent toujours atteindre cet heureux résultat. La guérison n'est certainement pas la règle; mais les appareils que nous conseillons n'ont pas un seul inconvénient de plus que les moyens ordinaires, et si l'on se donne la peine d'étudier avec soin le mécanisme des hernies, on reconnaîtra qu'ils ont sur eux quelques avantages. Nous croyons pouvoir affirmer qu'établis d'après les principes que nous avons indiqués, ils contiennent les hernies beaucoup plus sûrement que la plupart des bandages qui jouissent de la vogue (et nous parlons surtout des cas difficiles).

Peut-être que les modifications que nous avons fait subir aux appareils destinés à contenir les hernies, légères en apparence, échapperont à quelques-uns de nos confrères, qui ne se seront point occupés de ce sujet; car nous cédons tous plus ou moins à une propension naturelle qui nous entraîne à raisonner beaucoup, même sur les questions qui nous sont peu familières, à expérimenter peu et à croire peut-être moins encore à l'expérience des autres. Cependant, si l'on réfléchit à l'exiguïté des ouvertures qui peuvent devenir le siége de hernies; à la surface presque toujours oblique des régions où elles se développent et aux innombrables changements qu'éprouvent ces surfaces à chaque mouvement, à chaque inflexion, à chaque effort, ainsi qu'aux déplacements qui en résultent pour les bandages, on reconnaîtra que c'est commettre une erreur grossière de croire qu'il suffit d'étudier l'art de contenir les hernies au seul point de vue mécanique et que les bandages les plus soigneusement exécutés doivent être les plus efficaces. L'appareil le plus flatteur à l'œil, le plus satisfaisant en théorie, ne conduit ordinairement qu'à une déception de plus, quand on veut l'appliquer à l'économie, et l'on doit se trouver heureux lorsqu'il révèle quelque nouvelle indication à remplir que le raisonnement seul n'aurait jamais fait présumer. L'expérience est assurément le meilleur maître en cette matière ; mais, comme ses résultats ne sont pas irréprochables, ne sont pas même suffisants, il faut l'aider des connaissances que l'anatomie et la physiologie peuvent lui fournir, afin d'obtenir de la mécanique, à force d'essais, tout ce que l'on peut en attendre : il faut, en un mot, poser des principes généraux au mécanisme des bandages, comme quelques auteurs que nous avons cités en ont donné l'exemple, et formuler des règles particulières au besoin de chaque variété, afin que le médecin ne se contente pas de dire au malade : *Vous avez une hernie, il vous faut un bandage.* Nous croyons avoir posé des bases suffisantes pour que l'on puisse désormais préciser les conditions nécessaires aux appareils pour contenir chaque espèce de hernie.

La mécanique doit fournir à la thérapeutique, à part les dimensions et la puissance, au moins autant de sortes d'appareils qu'il y a de variétés de ces infirmités, et la hernie crurale surtout, une des plus fréquentes et la plus difficile à contenir ne possédait pas encore un appareil qui lui fût propre.

La puissance des appareils mécaniques est uniforme, tandis que les attitudes et les fonctions de l'homme varient, alternent sans cesse; il faut donc chercher le point en quelque sorte mathématique qui garantit le rapport le plus exact et le moins changeant entre la force uniforme du bandage qui transmet la pression et les conditions variables de l'orifice ou du canal qui doit la recevoir; c'est dire qu'une modification, légère en apparence, ne peut être jugée que par l'expérience, qu'il faut être sobre de raisonnements sur les lois de la mécanique appliquées à l'économie, quand on ne les a pas contrôlées; qu'il ne faut se prononcer sur la valeur d'un bandage herniaire que lorsqu'il a résisté aux épreuves de tous les mouvements que nécessitent les fonctions de la vie animale et de la vie organique. Ce n'est qu'après avoir expérimenté de la sorte que nous avons formulé quelques principes pour servir de base au traitement des hernies.

Nous avons étendu l'usage d'une nouvelle ceinture hypogastrique seule ou combinée avec un compresseur périnéal et quelquefois avec un pessaire de forme particulière, aux abaissements et à la procidence de l'utérus, et nous croyons pouvoir combattre la plupart de ces affections avec succès à l'aide de ces moyens mécaniques diversement combinés, surtout en éloignant les causes, en tenant compte des précautions hygiéniques, et en faisant usage en même temps des modificateurs locaux.

Si nous étions parvenu à faire partager notre opinion sur les inconvénients des vêtements trop serrés, la première indication à remplir serait de modifier leur forme, ou du moins de ne pas exagérer leurs inconvénients; la seconde, de combattre, à l'aide de moyens mécaniques raisonnés, les accidents qu'ils ont produits; et la troisième, de seconder l'action de ces moyens par toutes les précautions hygiéniques ou médicamenteuses qui peuvent favoriser le travail réparateur de la nature.

Une nourriture animalisée, le vin pur et les stimulants, comme les alcooliques à dose modérée, le café et les amers préviendront, par leur action tonique, l'excès de gaz dans les intestins.

Le contact de l'air est un astringent des plus puissants, son renouvellement continuel sur la peau resserre les tissus en vaporisant les sécrétions et prévient le relâchement de l'humidité concentrée.

Le froid agit dans le même sens. Il suffit de rappeler, d'après J. L. Petit, ce cas remarquable de hernie étranglée, réduite immédiatement par un seau d'eau froide versé sur le malade par sa grand'mère, au moment où l'on faisait les préparatifs de l'opération. Ce moyen présente plus de chances de succès dans la hernie inguinale chez l'homme que dans tous les autres cas, parce que la contraction subite du crémaster et du dartos concourt à la réduction. Les bains froids, les bains de siége simples, salés ou additionnés de décoctions amères, les lotions locales rendues astringentes par l'acétate de plomb, l'alun, le sulfate de fer, le tannin, etc., les injections, les douches intravaginales, simples ou médicamenteuses, pour les affections de matrice que nous avons indiquées, sont des adjuvants qui doivent être successivement employés suivant les indications particulières; il faut en user pour obtenir la guérison des infirmités dont nous venons d'étudier la nature et le traitement, et les continuer longtemps pour la consolider.

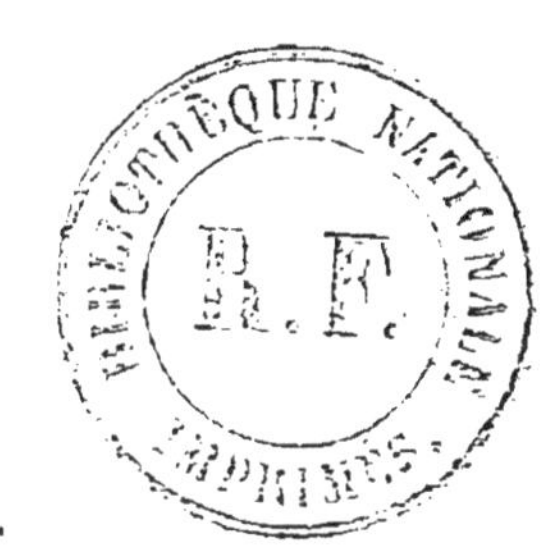

FIN.

www.ingramcontent.com/pod-product-compliance
Ingram Content Group UK Ltd.
Pitfield, Milton Keynes, MK11 3LW, UK
UKHW021123220726
13924UKWH00004B/1874

9 782019 288709